**Manual of Endourology
Cystoscopy**

泌尿外科内镜与微创技术图解

膀胱镜篇

主编　张弋

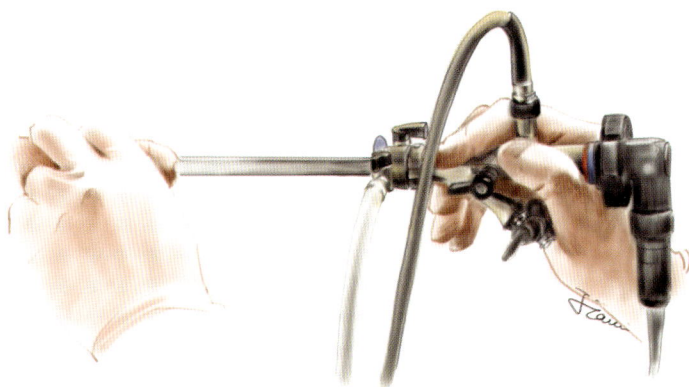

中国健康传媒集团
中国医药科技出版社

内 容 提 要

本书为"泌尿外科内镜与微创技术图解"系列丛书之一，包括膀胱镜检查术的器械和设备、操作步骤、镜下操作及术后处置等内容。全书主要以原创绘图呈现内镜技能，介绍了泌尿内镜专科医师日常工作的一些基本知识和基本技能，图文并茂，具有基础性、专业性、指导性及可操作性等特点。本书适合泌尿外科执业医师及相关医务工作者参考学习。

图书在版编目（CIP）数据

泌尿外科内镜与微创技术图解 . 膀胱镜篇 / 张弋主编 . — 北京：中国医药科技出版社，2020.12

（泌尿外科内镜与微创技术图解）

ISBN 978-7-5214-2101-9

Ⅰ . ①泌… Ⅱ . ①张… Ⅲ . ①膀胱镜检—图解 Ⅳ . ① R69-64

中国版本图书馆 CIP 数据核字（2020）第 202616 号

美术编辑　陈君杞
版式设计　也　在

出版　**中国健康传媒集团** | 中国医药科技出版社
地址　北京市海淀区文慧园北路甲 22 号
邮编　100082
电话　发行：010-62227427　邮购：010-62236938
网址　www.cmstp.com
规格　710 × 1000 mm $\frac{1}{16}$
印张　4 $\frac{3}{4}$
字数　72 千字
版次　2020 年 12 月第 1 版
印次　2020 年 12 月第 1 次印刷
印刷　三河市万龙印装有限公司
经销　全国各地新华书店
书号　ISBN 978-7-5214-2101-9
定价　**49.00 元**

获取新书信息、投稿、为图书纠错，请扫码联系我们。

本书编委会

主　　编　张　弋

编　　者　张　弋（北京大学国际医院泌尿外科）

　　　　　肖　河（北京协和医院泌尿外科）

　　　　　崔　昕（首都医科大学宣武医院泌尿外科）

　　　　　张曦公（北京大学医学部）

创意绘画　赵嘉维

封面绘画　赵　彤

序

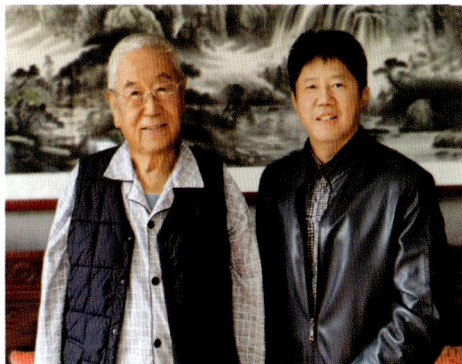

郭应禄院士与张弋教授合影

自 1835 年内窥镜之父 Antoine Jean Desormeaux 使用煤油灯作为光源，希望通过镜子光亮观察膀胱，拉开了研发内窥镜的帷幕。而泌尿外科作为外科学一个主要分支，更是得益于各种内镜、器械和技术，使泌尿外科医生得以"洞见"整个泌尿系统，日臻精进地开展检查、诊断和治疗。

膀胱镜检查术为入门级的侵入性有创性操作，是每个泌尿外科医生必须掌握的基本功。由于条件和设备的局限，国内大多数的医院仍以硬性膀胱镜为主要诊查手段，技术培训也基本依赖于在患者身体上模仿练习的传统方式，存在痛苦较多和易发生并发症的潜在风险。同时，许多培训教材偏重于理论陈述，缺乏简明和直观的表达方式，迫切需要规范化、易领悟的实际操作性指导。鉴于此，北京大学国际医院泌尿外科张弋教授等筹划编写了《泌尿外科内镜与微创技术图解——膀胱镜篇》。

张弋教授是有着丰富培训经验的泌尿临床一线医生，本书的编写是以推广泌尿微创技术为目的，以培养临床应用型医生为宗旨，以规范技术操作为主线，涵盖了硬性和软性膀胱镜的组成、检查方法、镜下操作和并发症等。内容全面，以文为"索",以图为"引",用国际流行的专业形式——医学绘画来表现经验丰富临床医生的操作细节和手法,图文并茂、层次清晰,颇具实际操作指导意义,在国内编写的泌尿外科著作中实属创新之举。

中国古典名著《红楼梦》第五回中贾宝玉神游太虚境所见之高悬对联:"世事洞明皆学问,人情练达即文章",本人将其演绎为"世事洞见皆学问,图文练达即精华",以此表达本人作为专注于泌尿外科教学、科研及医疗六十余年的泌尿外科医生,邂逅这样独具匠心的培训佳作的惊艳之感,以及能为本书作序的欣慰之情。希望此书及其后续系列的出版,能在医改大势下引领更多的医生踏上泌尿外科微创技术的发展之路。

中国工程院院士
2020 年 12 月于北京

前　言

　　微创技术在 21 世纪迅速崛起，并成为临床常规诊疗方式，在此过程中泌尿外科不仅是微创技术的先驱者，也是不断开拓的践行者。编者从事泌尿外科临床近 30 年，亲身经历了外科技术从开放到微创的创新进阶。为推进微创技术在泌尿领域的广泛应用，作者于 2004 年起专注于泌尿外科微创技术规范与技能培训，相继与中华医学会泌尿外科学分会、北京大学吴阶平泌尿外科中心以及首都医科大学宣武医院等专业机构紧密协作，构建出泌尿外科内镜和微创技术全方位培训体系，并搭建了国家卫健委认可的以模拟训练为基础的培训模式。

　　为顺应医改发展，推动分级诊疗，实现"大病不出县"以及强化基层医疗体系，对临床医学人才培养和技能培训提出了新要求。临床诊疗技能培训需要包括：理论学习、操作指导教材、有经验医生的指导（手把手）和不断地努力练习。其中理论学习是基础，除了系统的解剖和操作步骤的文字介绍外，准确、直观地展示方法和技巧对日后操作和应用同样至关重要。目前尚缺乏此

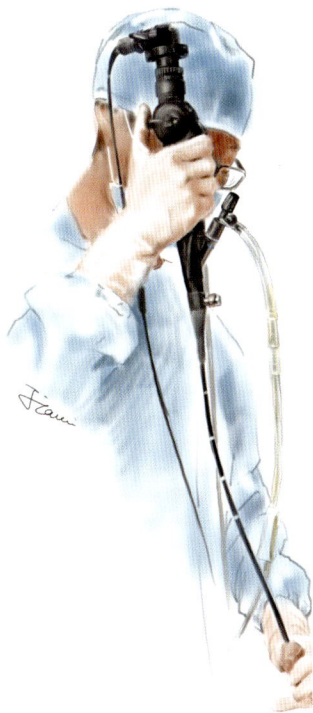

类有效媒介，亟待探索和创新。

医学绘画具有重点突出、层次清晰、专业呈现的特点，故在国际顶级医学书刊中经常配有科研人员专业而唯美的医学插图，是提升科学价值的必要内容。国外许多医学院都开设了医学插图与动画等专业，一些医院和科研机构也设立医学绘图工作室，并聘用专职医学绘图师。我国的医疗事业正处在高速发展与国际接轨的时期，但医学并不只是更先进的设备和更高效的诊疗工作，它还应该包括很多更"软性"、更人文的东西，而医学绘图正是医学人文、医学文化、医学教育得以落地和承载的最佳介质之一。

在总结泌尿内镜和微创技能培训经验的基础上，作者与北京泌尿结石沙龙的多位资深医生共同编写了"泌尿外科内镜与微创技术图解"丛书，本书中介绍的膀胱镜技术是泌尿外科医生最为基础的内镜技能。编写避免了繁复的理论知识详细介绍，换之以专业医学绘画为主线，以看图学技为方式，传递膀胱镜检查术的组成、设备、操作、并发症等内容，适用于初入泌尿专业的专科医生、普外科住院医生、外科方向的研究生以及对外科微创技术有兴趣的读者。本书甄选了国内专业领域绘画人士及英国格拉斯哥大学绘画系团队，根据参编泌尿专家多年临床和培训经验提炼出的专业结晶，倾情打造了百余幅原创绘图进行诠释，可以带给读者极佳的阅读和学习体验。

本书的编写离不开多年培养和支持我们的各位前辈、老师、同道和同事的参与。他们是北京大学泌尿外科研究所的郭应禄、张晓春、王刚等；北京大学吴阶平泌尿外科医学中心的那彦群、李宁忱、金石华、王刚、晋连超、孙国锋等；首都医科大学宣武医院的贾建国、李大蓉、孙玉成、王健、李进、吴江涛、崔波、高伟等；北京大学国际医院的林燕丽、周学贤、于澄钒等；此外还有吴阶平医学基金会的杨晓萌、任阳、包新、周同、刘珊珊等。在此一并表示衷心的感谢。

编者　张弋

2020 年 12 月

目　录

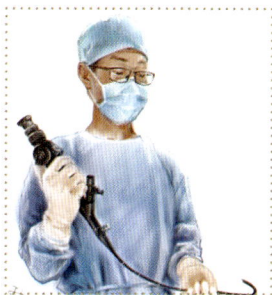

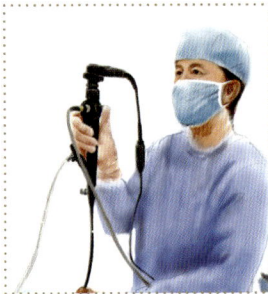

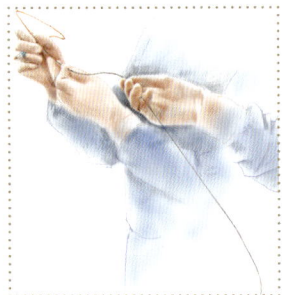

第四章　膀胱镜检查术的术后处置、并发症及其处理

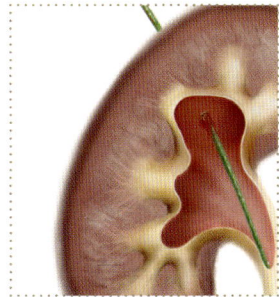

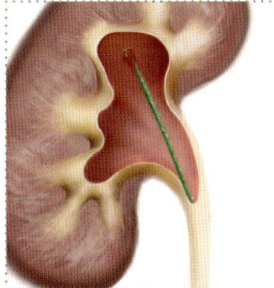

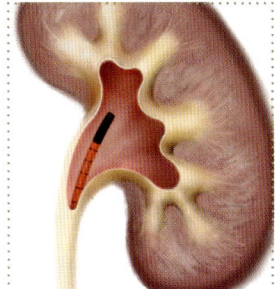

膀胱镜检查术，也称为膀胱尿道镜检查术或膀胱镜技术，是泌尿外科医生需掌握的最基础的内镜技能（图 1-1）。膀胱镜检查术的目的是直接观察及评估膀胱、前列腺、尿道的形态、功能或合并的病变，还可间接了解上尿路是否存在病变以及病变的性质和影响，适用于寻找或确认血尿原因，了解膀胱炎性疾病、膀胱结石、前列腺增生、膀胱肿瘤和膀胱异物等，同时可辅助明确上尿路梗阻、肿瘤、结石、畸形或其他病变。除了探查，通过膀胱镜还可以进行异物取出、组织活检、输尿管逆行插管以及输尿管支架置入或取出等操作。

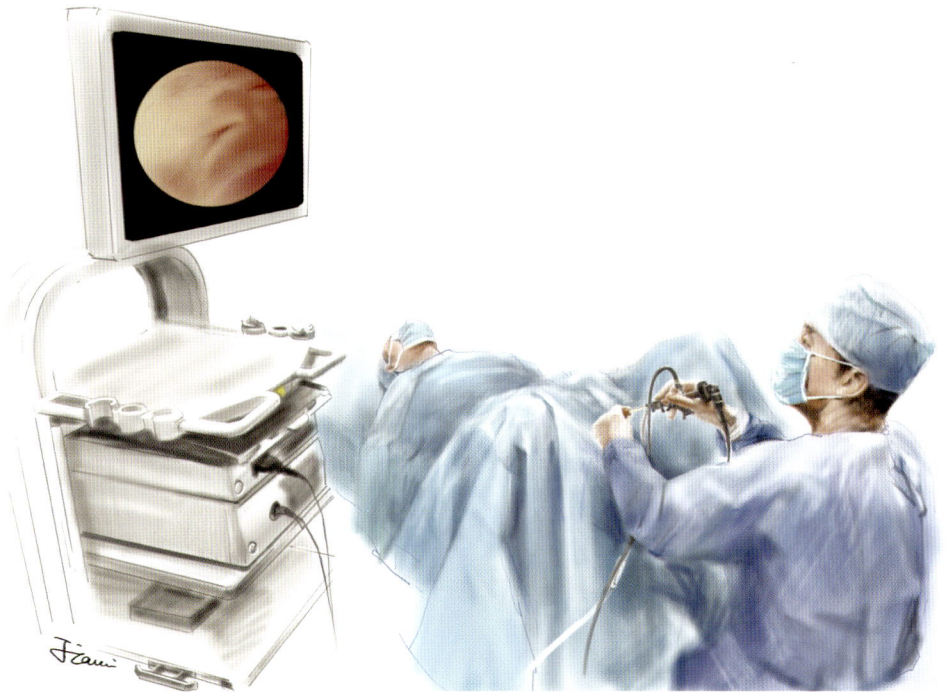

图 1-1 膀胱镜检查术

第一章
膀胱镜检查术的器械及设备

膀胱镜依据自身特点可分为两类：硬性膀胱镜和软性膀胱镜，由于各自材质和构造特点的不同，配备的器械和设备也有所区别。

第一节　硬性膀胱镜及器械

硬性膀胱镜（简称硬镜，rigid cystoscope）是临床应用最普遍的膀胱镜（图 1-2），刚性不可弯曲，具有经济、耐用、可高温消毒等特点。

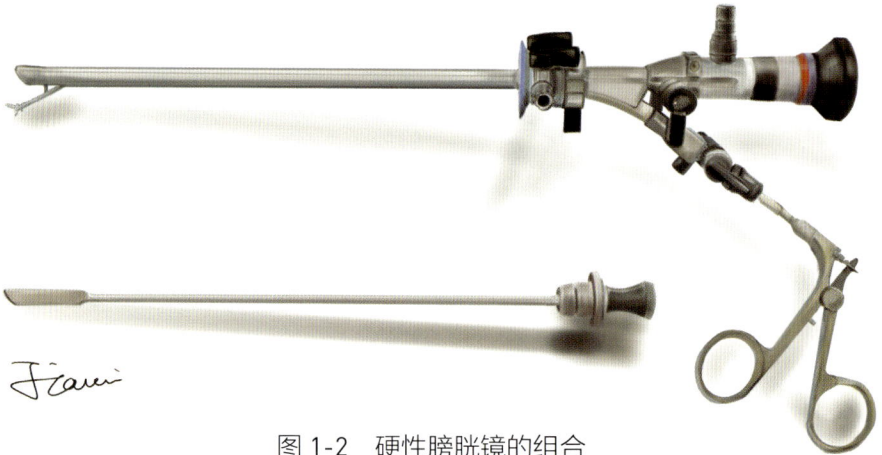

图 1-2　硬性膀胱镜的组合

一、硬性膀胱镜的组成

一套完整的硬性膀胱镜由镜鞘、闭孔器、观察镜（光学视管）和镜桥组成，依据使用范围具有不同的规格和型号。

1. 镜鞘及闭孔器

镜鞘是硬性膀胱镜的金属外鞘，长 28~32cm，外径 8~25Fr（2.6~8.0mm），分别适用于从儿童直至成人，成人的常用范围为 19~22Fr。镜鞘带有进水和出水开关，闭孔器插入鞘内可使镜鞘头端呈闭合状（图 1-3）。二者组合后镜鞘头端略微上翘圆润便于进入并通过尿道，降低尿道损伤的机会。

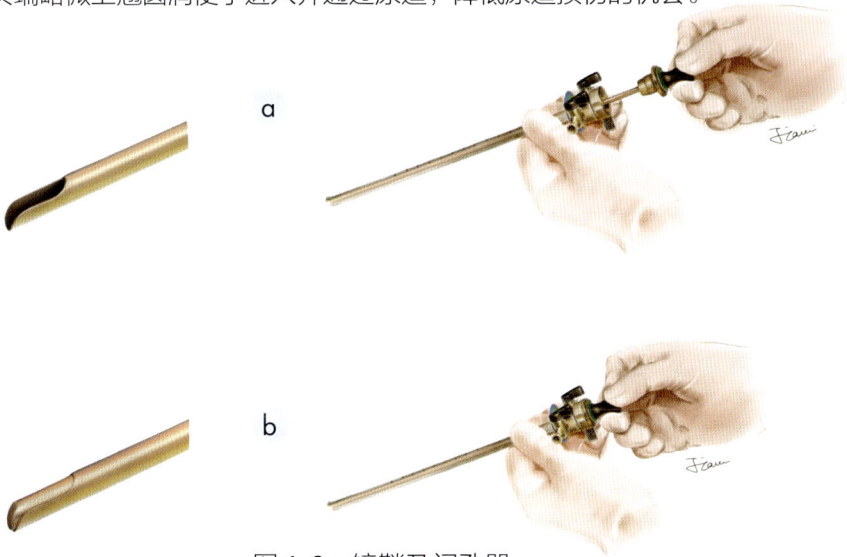

图 1-3　镜鞘及闭孔器
a. 闭孔器部分插入，头端未闭合；b. 闭孔器完全插入锁定，头端闭合状

2. 观察镜

观察镜也称为光学视管（图 1-4）。镜头视角根据用途呈不同角度，0°、5°、12°、30°、70° 和 120° 等。0~30° 镜主要用于尿道或前列腺的评估，包括尿道狭窄的治疗等。12°~30° 镜适用于经尿道手术，如前列腺和膀胱肿瘤的内镜下切除。70° 镜则适用于膀胱内观察或镜下操作。

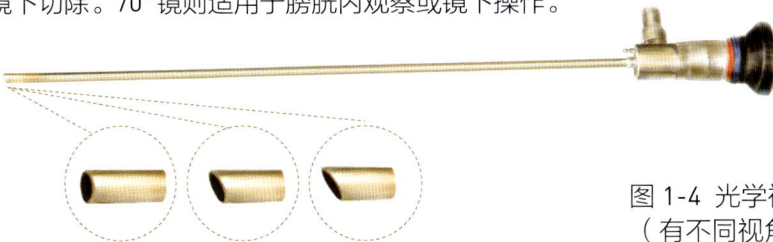

图 1-4　光学视管
（有不同视角）

3. 镜桥

镜桥是直接与光学视管组合的部分，有长、短之分（图1-5）。长镜桥附有导向器，调节后方旋钮可改变导向器前端的角度，便于导管、活检器械接近操作目标。工作通道是容纳器械和耗材出入的空间，即光学视管或镜桥与镜鞘之间的间隙。镜桥后方设有工作通道开口及开关，有单孔或双孔之分。

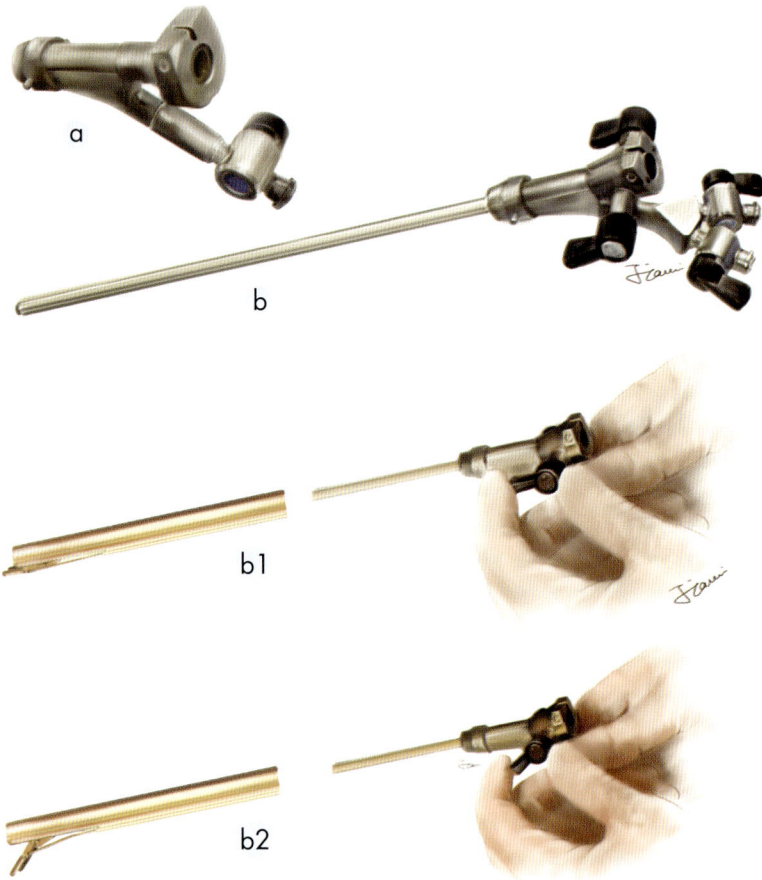

图 1-5 镜桥
a.短镜桥；b.长镜桥；b1.长镜桥：旋钮平直，导向器水平；b2.长镜桥：旋钮下扳，导向器下压

注意：膀胱镜的工作通道口径依据内镜型号不同，如需进行镜下操作应提前了解或测试。

二、硬性膀胱镜的附件

硬镜通过尿道进入膀胱完成探查诊断目的时，常常需要配备一些外部器材给予辅助，如尿道探子、取物钳、密封帽和管路等。

1. 尿道探子

由一系列粗细不同的柱状金属棒状物组成，3.5~8.5mm（10~26Fr），头端圆润略弯曲（图1-6）。用于尿道窄小或狭窄时扩张之用，尤其是尿道外口。尿道探子应用为逐级扩张，操作宜轻柔、避免暴力。

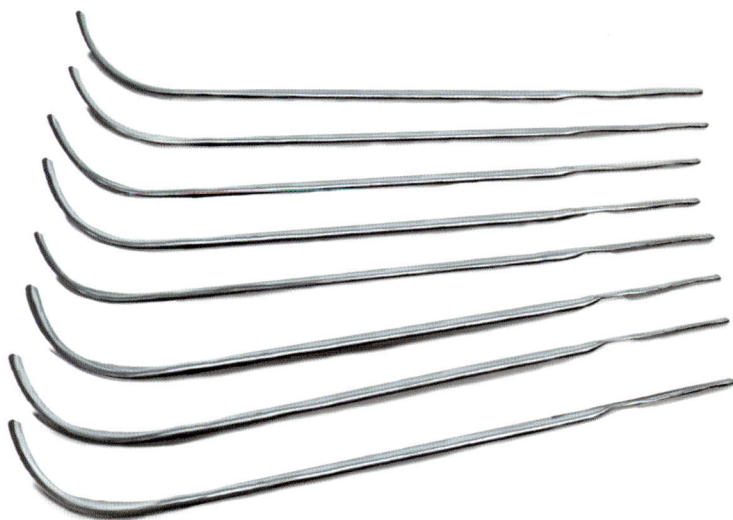

图1-6　尿道探子

注意：过细型号的探子扩张尿道时容易损伤尿道黏膜产生假道，因此起始选择不宜过细。

2. 活检钳、异物钳

用于抓取组织或实物，是膀胱镜常用器械（图 1-7）。钳子的插入部分柔韧，通过工作通道插入后用于镜下组织活检、取异物、调整或拔除输尿管支架等操作。活检钳头端勺状无齿，抓取后可以紧密闭合，组织不易滑落。异物钳则为带齿设计，提高抓取力量。

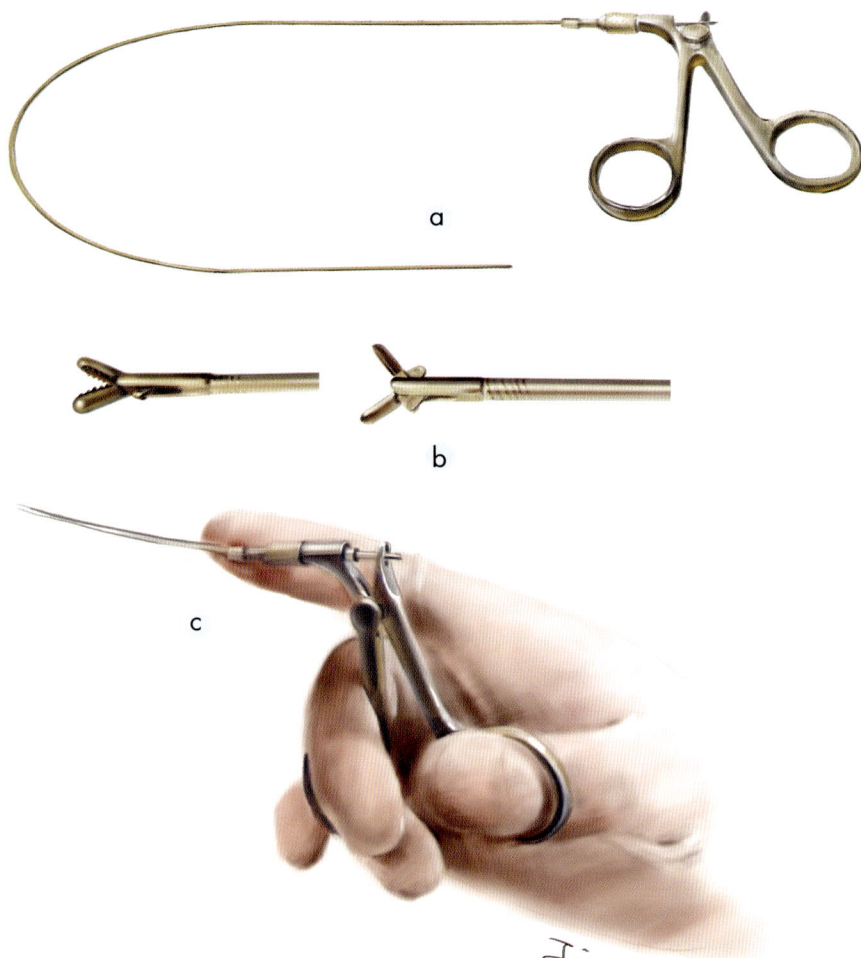

图 1-7 活检钳和异物钳
a. 外观；b. 头端：异物钳（左）、活检钳（右）；c. 握持手型

3. 密封帽

橡胶性胶帽，适配于镜桥工作通道开口，密封帽后端有孔供器械通过，安装后可避免灌洗液体喷溅（图1-8）。

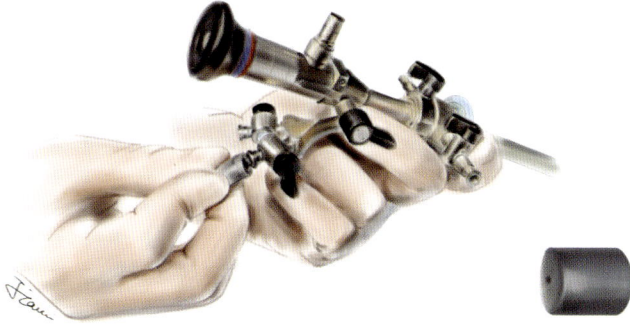

图 1-8　密封帽

注意：密封帽为易损件，反复应用后小孔扩大失去防溅作用，应及时更换。

4. 灌注液体及管路

膀胱镜检查时需要灌注液体以保持视野清晰，一般为袋装或瓶装生理盐水，通过工作通道进行尿道和膀胱灌注。灌注液需用输液器或其他管路与镜鞘的进水开口相连接（图1-9）。

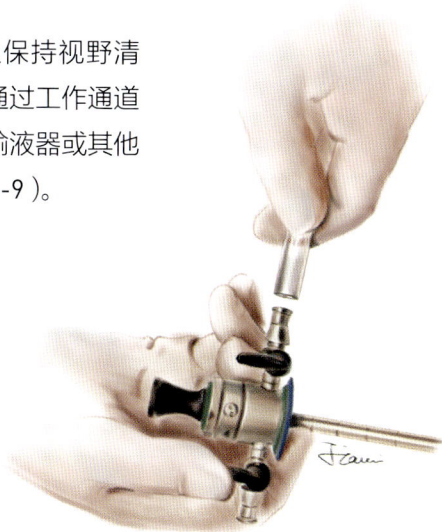

图 1-9　灌注液管路连接

第二节　软性膀胱镜及器械

　　软性膀胱镜（简称软镜，flexible cystoscope）与硬镜相比具有患者相对舒适、探查全面的优点，近年来在临床的应用逐渐增加。软镜按照成像方式分为纤维软镜和电子软镜两类，前者为传统光学传导并由摄像头采集信号投射至监视器成像；后者则是通过放置于软镜前端的感光芯片采集并直接转化为数字信号，视野和视角更大、图像更清晰。数字信号还可进行处理、叠加更多功能。

一、纤维软性膀胱镜

　　全长 70cm，有效长度 38cm，镜体分为目镜部、操作部、镜桥、插入部和弯曲部（图 1-10）。

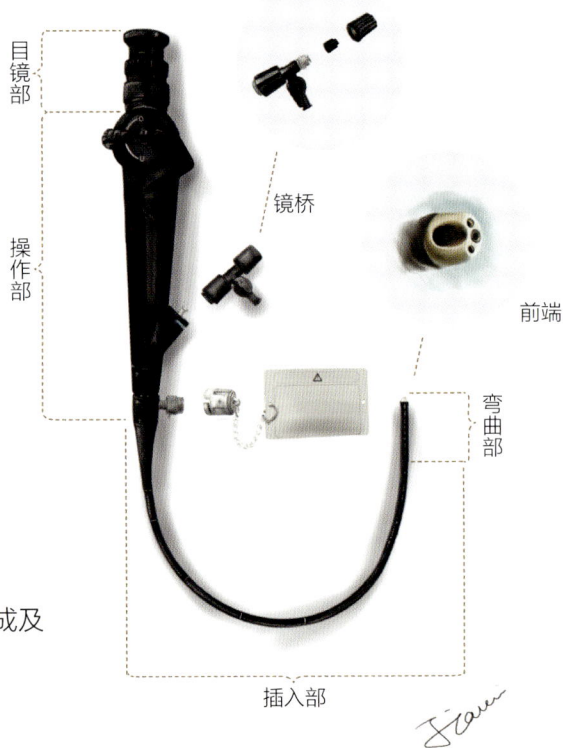

图 1-10　纤维软性膀胱镜构成及部件

1. 目镜部

顶端有可直视目镜，可与外接摄像头适配。目镜下方有焦距调节的环状旋钮。

2. 操作部

是操控软镜的主要部分，包括握持手柄和转向推杆，可附有负压吸引孔和按阀（某些品牌无此设置）以及导光束接口。工作通道开口也在此部分。

3. 镜桥

与工作通道相连，呈三通状。直行通道顶端内有橡胶密封帽，用于插入器械；侧方通道用于连接灌注液体。

4. 插入部及弯曲部

为软镜进入人体部分，内部主要含有传输照明和图像的集束光纤。上推或下拉操作部的转向推杆，可使软镜弯曲部进行主动弯曲，上弯 270° 下弯 120°（图 1-11）。插入部虽然也是柔性，但不具备主动弯曲特性，仅可被动弯曲。常用软镜的前端 13.8Fr、后部 16.5Fr，工作通道 7.2Fr。插入部的起始部位有通气接口，软镜消毒时与环氧乙烷（ETO）帽适配用。

5. 前端

也称为先端，位于弯曲部的末端，分布有物镜、照明和工作通道出口，形状呈尖嘴样或子弹型，便于进入尿道。

a

b

c

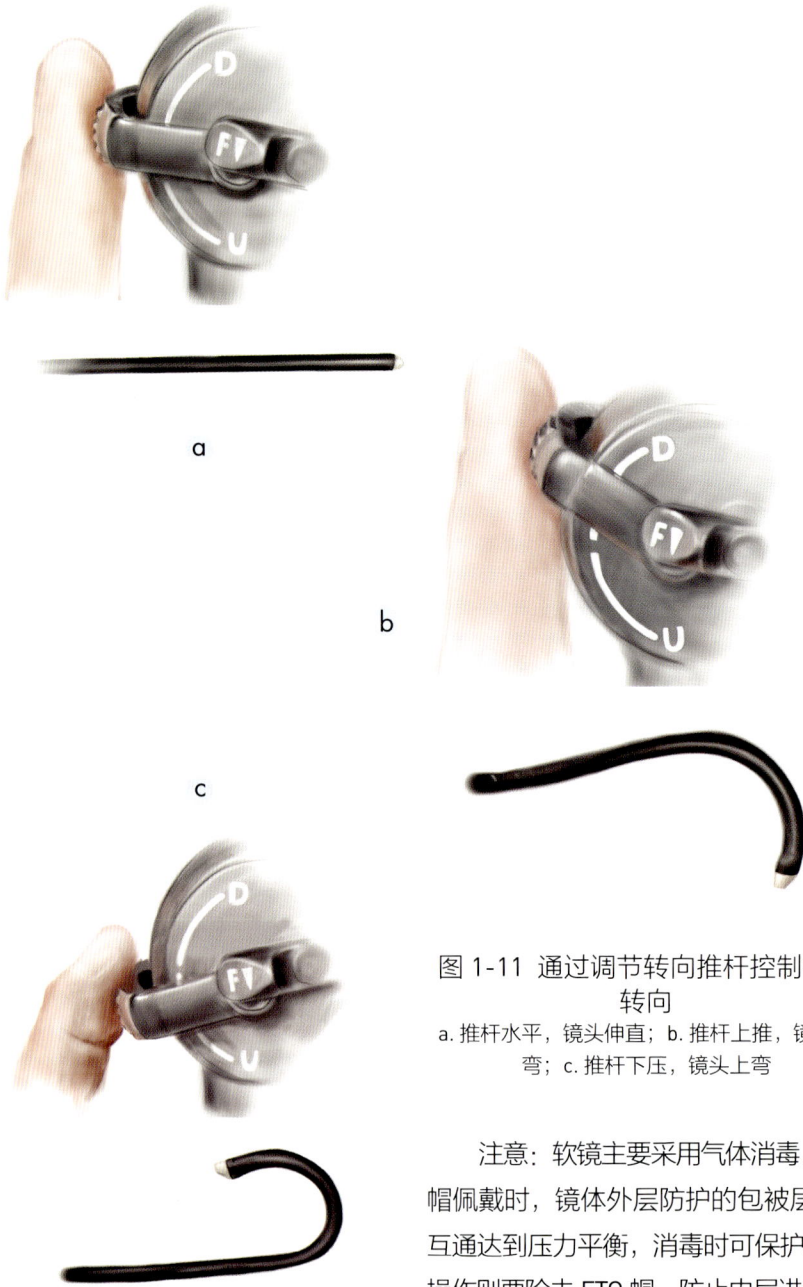

图 1-11 通过调节转向推杆控制镜头
转向
a.推杆水平，镜头伸直；b.推杆上推，镜头下
弯；c.推杆下压，镜头上弯

注意：软镜主要采用气体消毒。ETO
帽佩戴时，镜体外层防护的包被层内外
互通达到压力平衡，消毒时可保护软镜。
操作则要除去 ETO 帽，防止内层进水。

合理握持软镜（右利手）

右手持软镜操作部，拇指置于转向推杆上，便于控制前端弯曲；左手自然前伸执软镜插入部，可协助软镜进入尿道后的进退。工作通道及镜桥放置于镜体前方，如此连接，便于操控器械、灌注管路不会影响操作（图1-12）。

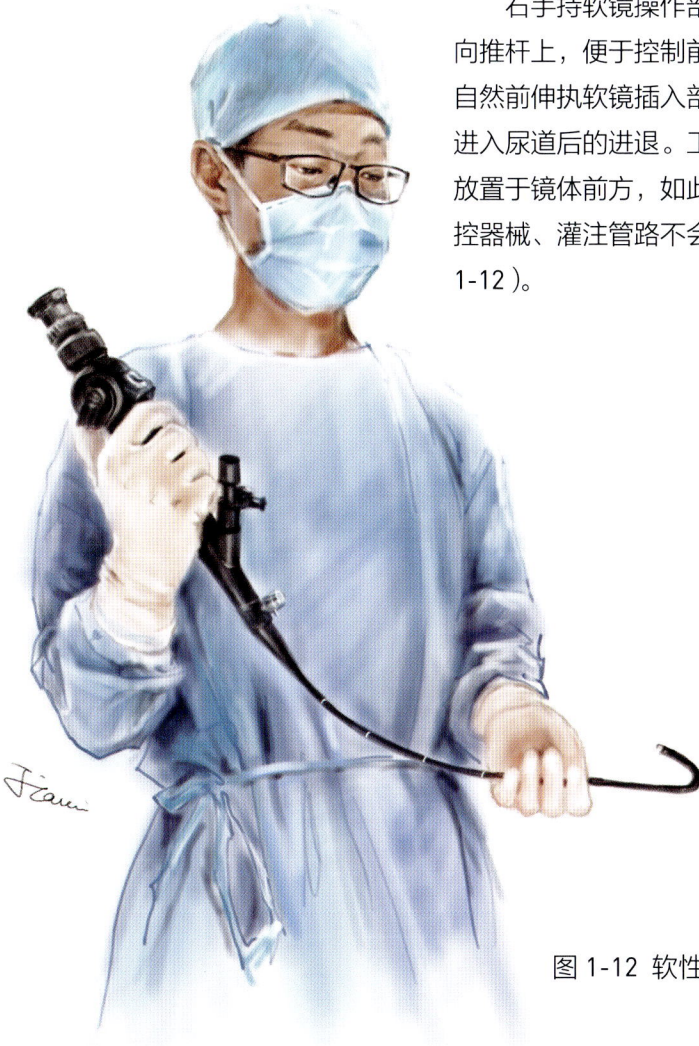

图 1-12 软性膀胱镜的操持

注意：软镜和硬镜的工作通道出口位置不同，软镜位于 12 点位置，硬镜则位于 6 点位置，不同的出口位置可影响操作方式。

11

二、电子软性膀胱镜

电子软性膀胱镜也称为数字式软性膀胱镜（digital flexible cystoscope），外观和主要部分与纤维软镜类似，但图像信号摄取、传输、解码和处理等方式与传统光学传导不同，因此镜体内部构件也不相同。最为直观的区别就是由于光源和摄像与镜体整合而取消目镜部，仅包含操作部、插入部和弯曲部（图1-13）。尽管操作类似，但电子软镜与纤维软镜存在两点主要不同。

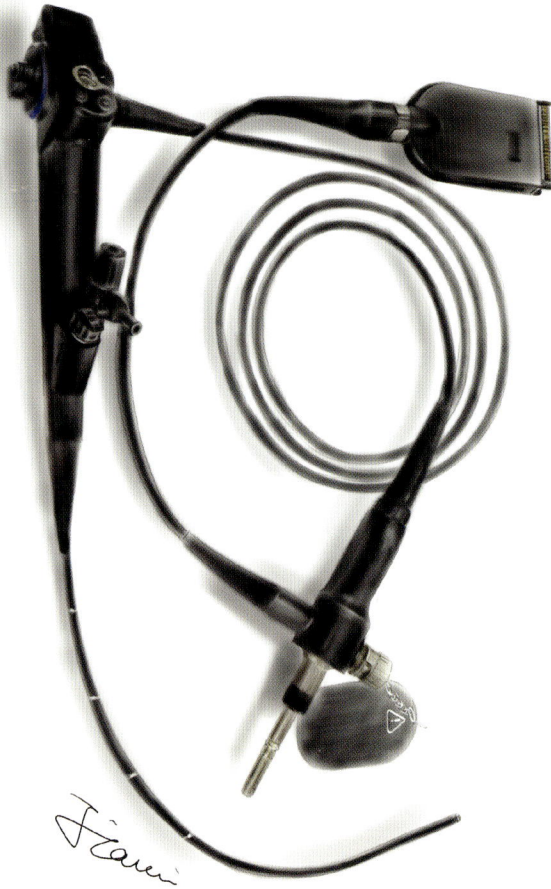

图 1-13 电子软性膀胱镜

1. 成像原理不同

电子软镜应用具有光电感应的电子芯片进行成像，即物体反射光在芯片直接转化为数字信号（电子信号），由电缆传输至主机解码器进行图像生成。普通纤维软镜则是通过摄像头摄取模拟信号进行成像。由于芯片微型化，成像芯片放置于软镜前端，观察可获得更大、更清晰的视野。

2. 图像再处理能力不同

以成像电子芯片取代了传统光学传导，不仅放大了视野和提高了清晰度，而且图像摄取可直接转化为数字信号，在影像主机中进行再处理，使之达到区别于普通白光的效果。常用方式为窄谱成像技术（narrow band imaging，NBI），即滤掉白光中其他波段，仅保留蓝、绿频谱（波长 415nm 和 540nm，图 1-14a）。此波段是血红蛋白吸收的高峰，血管颜色变黑加深，可使膀胱黏膜下血管明显突出（图 1-14b）。膀胱肿瘤等病变有血管聚集现象，因此 NBI 有助于发现白光下不明显的病变，尤其是扁平生长的膀胱肿瘤。

a

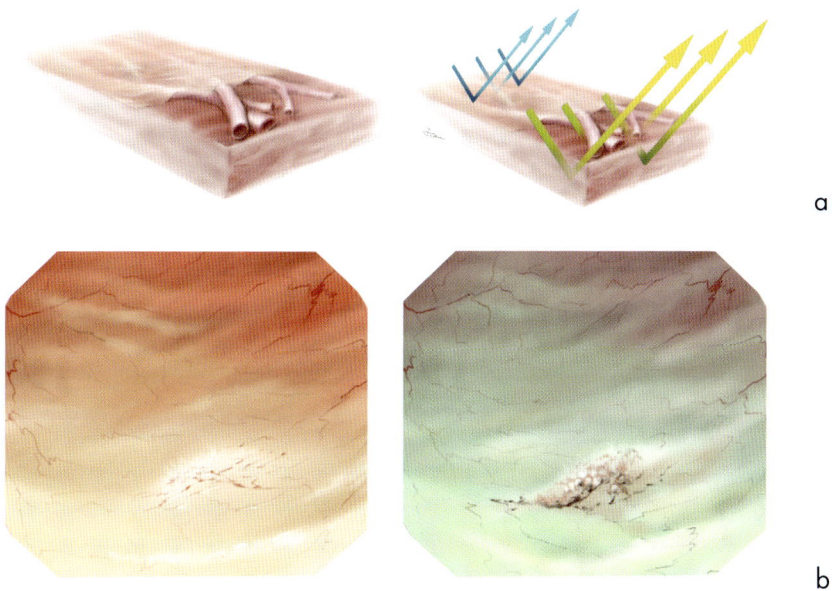

b

图 1-14　窄谱成像（NBI）
a. NBI 原理示意图：白光（左），NBI（右）；b. NBI 镜下表现：白光（左），NBI（右）

13

三、软性膀胱镜的附件

与硬镜类似，为了探查和诊断，软镜也需要辅助器材，包括取物钳、取石网篮和导丝等。

1. 活检钳、异物钳

功能和形制与硬镜类似，但由于软镜更长、工作通道更狭小，其所用的钳子较硬镜更细小也更长，头端采集组织的量较少，抓取力相对较低。而且钳子本身存在一定粗度和硬度，进入工作通道后可影响软镜的灌注和转向角度。

2. 取石篮

也是为了适应软镜特点，细长柔软的取石篮可在镜下进行操作且不影响软镜灌注和转向角度。可替代取物钳进行取石、取异物、取活检或拔除输尿管支架等。

3. 导丝

由于工作通道限制，软镜难于容纳普通输尿管导管。如需进行上尿路检查或插管，需先通过工作通道插入导丝，再沿导丝走行放置导管（见后面输尿管插管部分）。

第三节 膀胱镜检查术所需的外部设备

内镜出现早期，医生只能直接通过窥视目镜进行观察，操作不便、视野窄小，且不利于学习和传授技能。随着科技的不断进步，内镜摄取的图像可直接投射到监视器，既减轻了医生的劳动强度，也利于更多医生学习。通过监视器进行内镜直视观察，不仅对操作和技能提升产生重大影响，同时也促使影像系统本身快速向数字化、高清化演变升级。另外，国际上泌尿内镜的操作或手术大多需要 X 线设备或专用附带 X 线检查的膀胱镜检查台进行辅助，需配合相应的诊查床、防护等设备，在设立专业性的膀胱镜检查室或泌尿内镜手术室时应给予考虑。

一、检查床

　　膀胱镜检查需要适合的检查床安置患者。针对单纯镜检，类似妇科诊查床的简易型检查床即可满足需求。为了全面检查和操作，装备完善、床板可透 X 线的专用电动手术台更为适合（图 1-15），也可配备专用检查台。

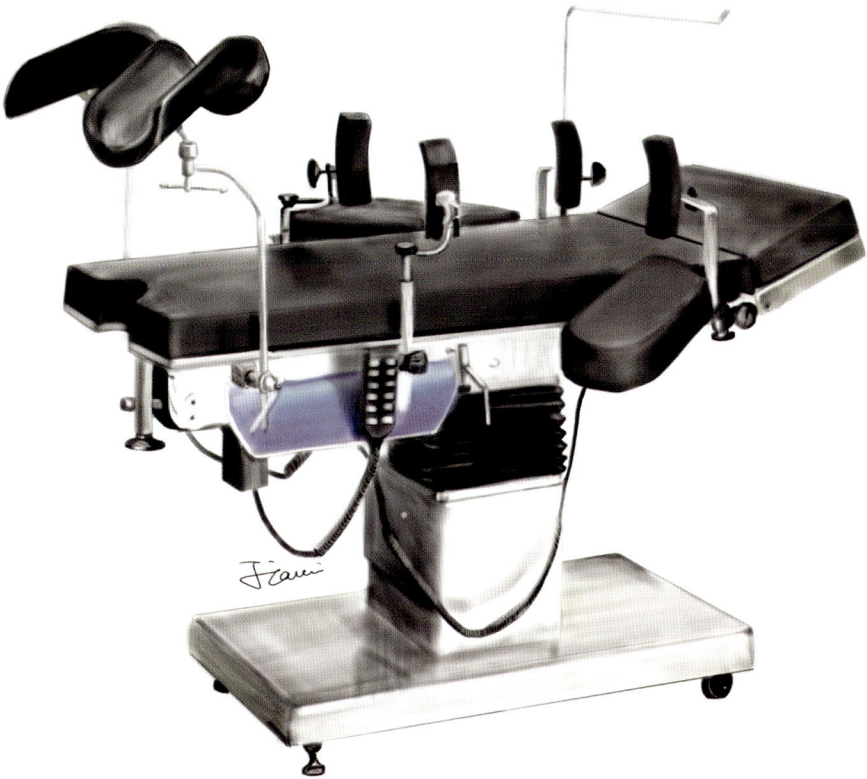

图 1-15 配备腿架的电动手术台

二、影像系统

完整的腔镜影像系统包括：摄像主机（含图像信号转化或解码器）、摄像头、监视器、冷光源和导光束等。这些设备可集合放置于器械台车或安放至专用检查室（图 1-16）和腔镜手术室的指定部位（如吊塔或吊臂）。

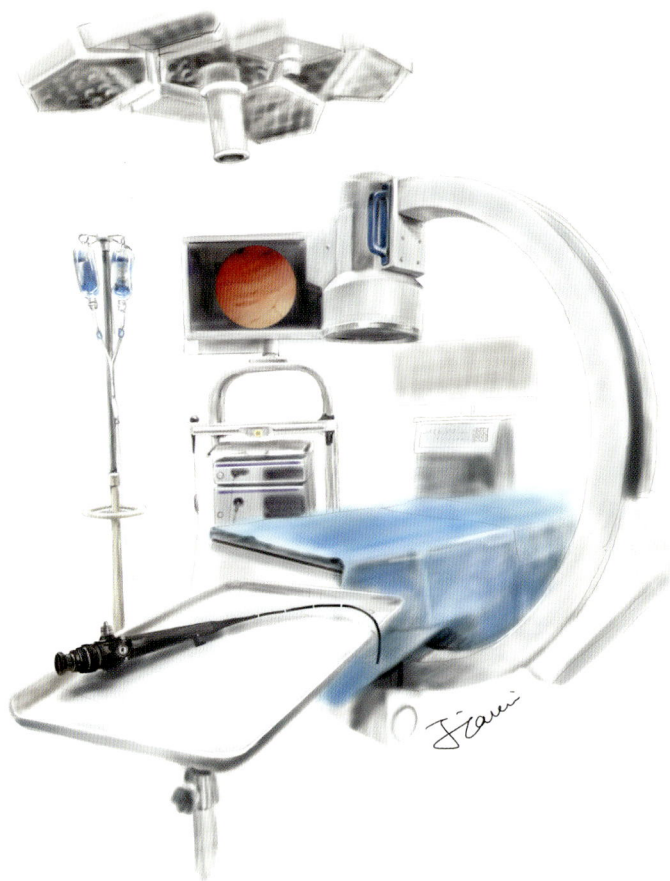

图 1-16 膀胱镜检查室中的影像系统（C 型臂可选配）

注意：不同品牌的导光束与光学视管的连接接口可能不相互适配。

三、X 线辅助设备

泌尿外科内镜检查或手术术中常需辅助 X 线监视，可以了解器材位置，还可以通过各种导管进行造影以确定操作的准确性；X 线与膀胱镜检查同时配合有助于避免误操作或不必要的重复操作，降低操作风险，减轻患者痛苦。

1. 移动式 X 线设备：C 型臂

国际上，C 型臂在泌尿外科内镜手术或操作中常备，具有方便灵活、操作简单的特点。在国内，泌尿外科内镜操作常规应用 C 型臂的情况不多，但多数机构中骨科专业都会装备 C 型臂，可考虑协同使用（图 1-17）。

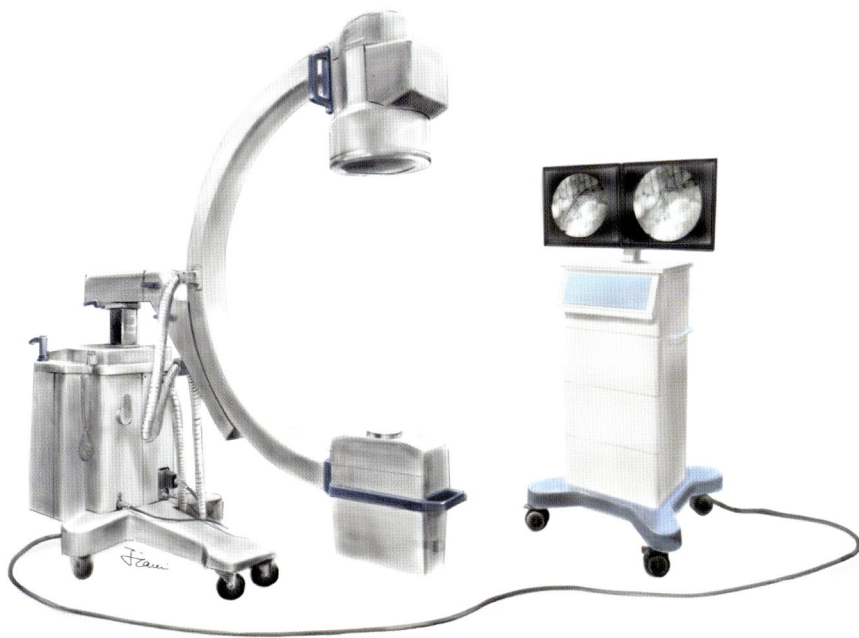

图 1-17 C 型臂

2. 固定式 X 线设备：膀胱镜检查台

检查台是泌尿内镜检查、造影和手术专用的大型设备，台面可平移或旋转，满足立位、卧位和膀胱截石位等多种体位，且具备高清晰度 X 线及影像系统的融合能力。但此设备整体不可移动，需放置于固定检查室或手术室内。检查台的操控可在同室或隔室完成（图 1-18）。

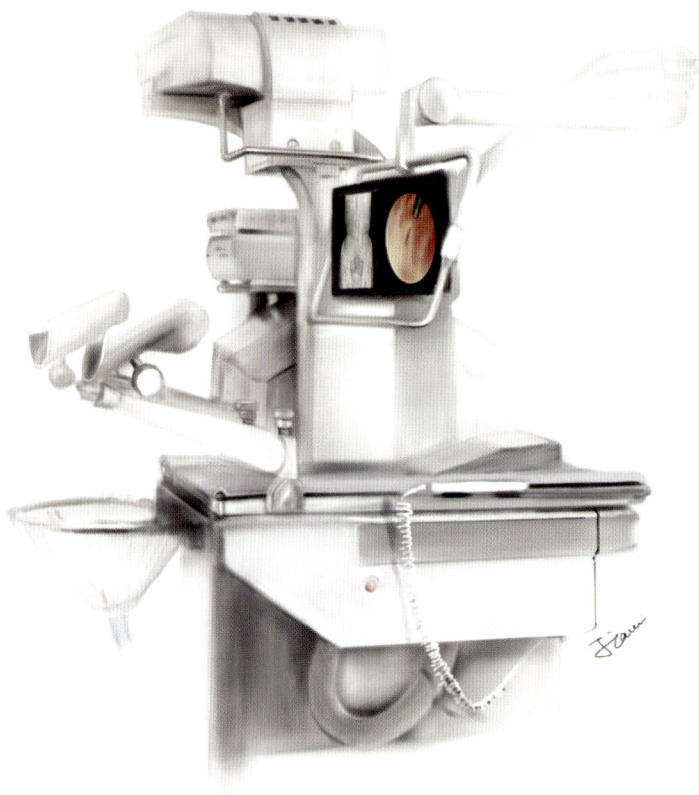

图 1-18　膀胱镜检查台

注意：移动或固定式 X 线设备使用的房间应具备防护条件，使用时同室人员要穿戴射线防护服或有铅屏保护。

注意：C 型臂需匹配可透 X 线的检查床或手术台。多数手术台中部被支柱占据，要提前调整患者位置位于 X 线可及范围内，避免术中临时移动。

第二章
膀胱镜检查的操作步骤

膀胱和尿道的检查是膀胱镜检查术最常用和最基本的操作，包括膀胱镜的插入和探查。男性尿道长，具有两个生理弯曲，操作难度高于女性。因此，以下内容主要以男性膀胱镜检查为例进行示范，操作者为右利手。

第一节　膀胱镜检查的准备

尽管膀胱镜检查术属于临床操作，非真正意义的手术，因具有侵入性，需要在操作前进行一系列准备，包括术前评估、知情同意、操作者准备、无菌消毒、器械设备检查摆放和麻醉等方面。

一、术前准备

膀胱镜检查术为有创性侵入性的操作，明确检查的指征非常重要，如血尿、膀胱肿瘤术后随访、下尿路症状、尿失禁、慢性盆腔疼痛或反复不愈的尿路感染等。术前检查应包括血常规、尿常规、感染指标及凝血功能等。如患者长期服用抗凝药物，多数情况下不需停药，建议视具体情况而定。严重心肺合并症、怀疑或已知的尿道狭窄、膀胱挛缩（容量 < 100ml）、尿路感染活动期及严重血尿等不适宜接受膀胱镜检查。

操作前要向患者或指定代理人交代检查的目的、可能的结果以及相关风险并取得知情同意。提前告知局麻下操作时可能有疼痛等不适，如若出现，应直接告知操作医生；不适发生时可张口呼气放松，避免身体或臀部移动，双手切勿进入操作区；检查前需排空膀胱。

二、检查体位

　　膀胱截石位是硬性膀胱镜检查的标准体位，患者臀部尽量靠近床边，双下肢屈曲抬高外展、双脚或膝部置于支撑腿架上固定，显露会阴部，双手适当固定。除了标准的膀胱截石位，在特殊情况下软性膀胱镜检查也可采取平卧位或侧卧位（图 2-1）。

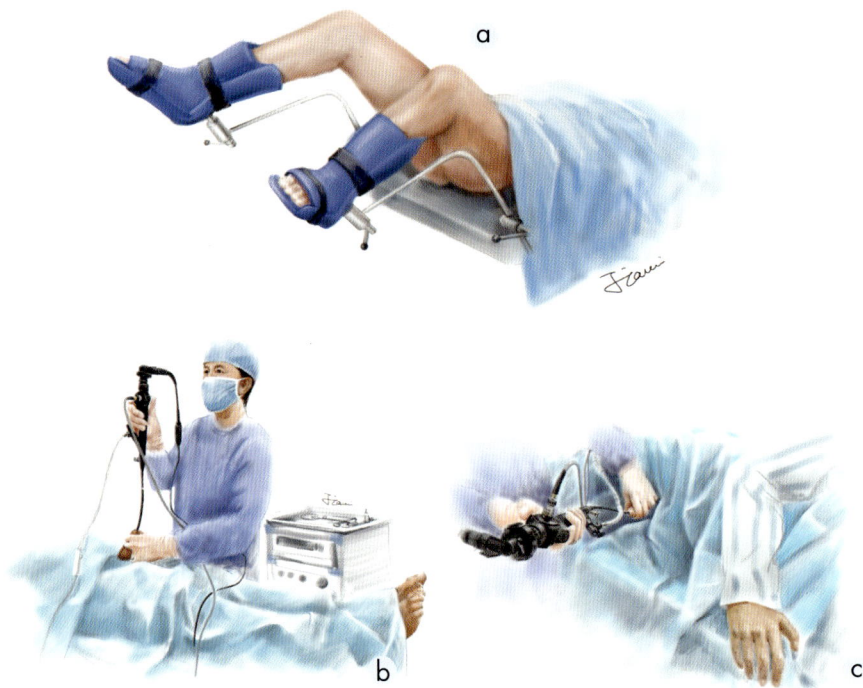

图 2-1　膀胱镜检查的体位
a. 膀胱截石位；b. 仰卧位；c. 侧卧位

三、操作者的准备

操作医生应具备足够的操作经验或已经接受合理完备的技能培训。如操作者处在膀胱镜操作的学习阶段，要在有经验的医生指导下进行。

遵守无菌原则，更换拖鞋或穿戴鞋套，佩戴帽子、口罩和无菌手套，不需强制性刷手。由于灌注液或尿液可能喷溅，建议穿戴消毒隔离衣进行操作（图 2-2）。

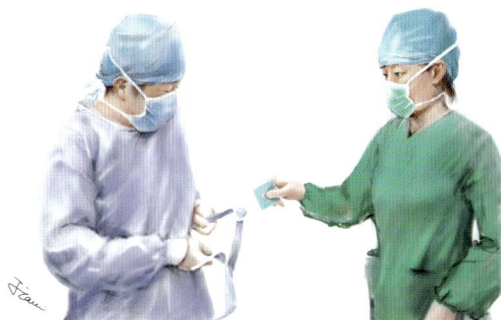

图 2-2 穿隔离衣

四、消毒与铺单

膀胱截石位摆放合适后外阴部需消毒（不必常规备皮），可使用碘伏等无刺激性消毒剂。消毒方向自中心向外周，注意翻开包皮消毒内侧及龟头，范围包括会阴部、髂前上棘连线以下腹壁及大腿内侧的上 1/3（图 2-3）。铺消毒巾顺序为臀下、两侧腿套、洞巾和下腹部。

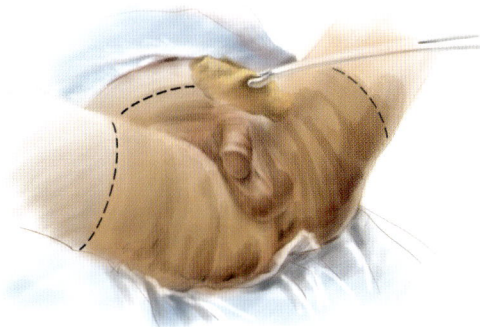

图 2-3 消毒范围

五、布局、器械与设备检查

1. 合理布局人员和设备

患者取膀胱截石位，操作者于患者双腿之间取站立位或坐位。器械托盘或器械台（车）置于操作者右侧后方，放置膀胱镜器械便于拿取。影像系统置于操作者左前侧（患者右侧方），旁边放置灌注液体支架。如配备 C 型臂，应放置与监视器对侧（术者右前方）；C 型臂显示屏则位于影像系统头侧、面对操作者。助手立于器械台旁，可直接观察操作过程并随时配合（图 2-4）。

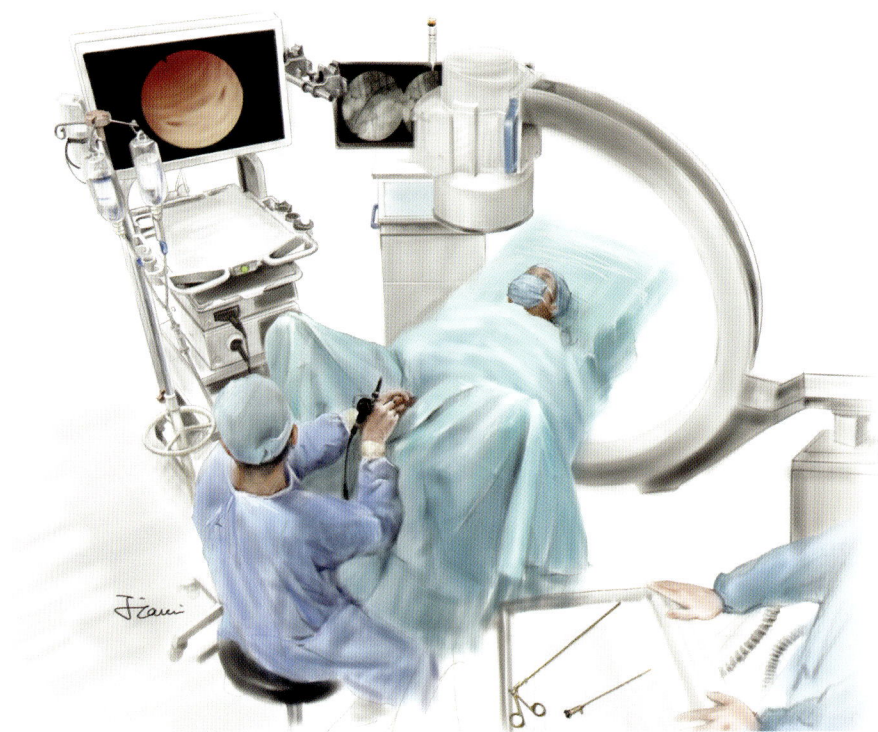

图 2-4　膀胱镜检查术的操作布局

2. 检查膀胱镜及装配

光学视管与镜桥装配，连接光源及摄像头，开启光源及摄像，以洁净纱布做白平衡，调整好焦距。将镜鞘与闭孔器组装，镜鞘连接冲洗管和冲洗液体，适当放液排出空气（图 2-5）。

3. 检查器械与耗材

检查取物钳、导管、导丝等器械及耗材，导管和导丝应以生理盐水润滑。

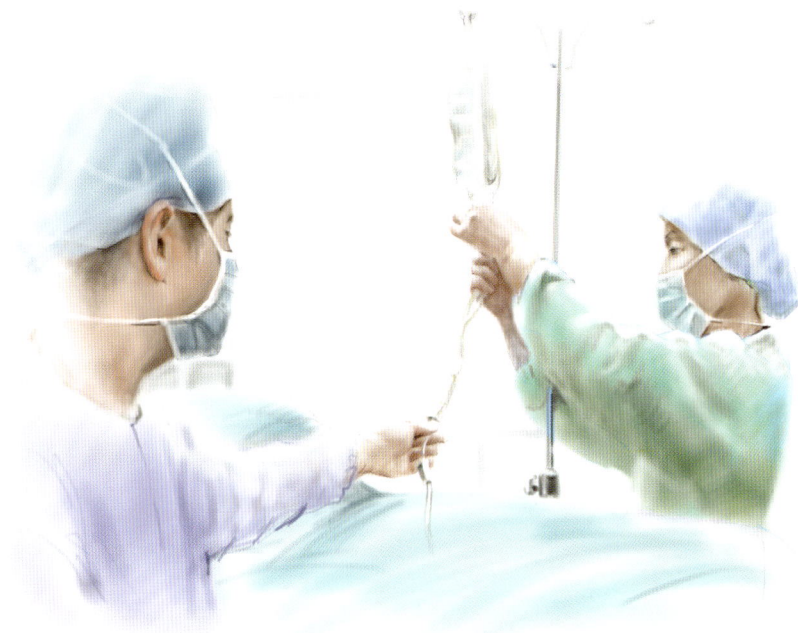

图 2-5 连接灌注管路

23

六、麻醉

膀胱镜检查术可在全麻、骶麻、椎管内麻醉或局麻下进行。临床上多以局部麻醉为主，患者可能存在一定程度的不适。局部麻醉和操作前，应向患者再次强调不要随意挪动身体，同时安慰患者保持放松和及时沟通。

1. 局麻药物

一般使用尿道表面麻醉凝胶或液体，药物为利多卡因、奥布卡因、丁卡因或达克罗宁等。

2. 抓持阴茎手法

左手中指和环指夹持龟头下方阴茎体并提起，拇指和示指下捋或挤捏龟头可协助分开或关闭尿道外口（图 2-6）。

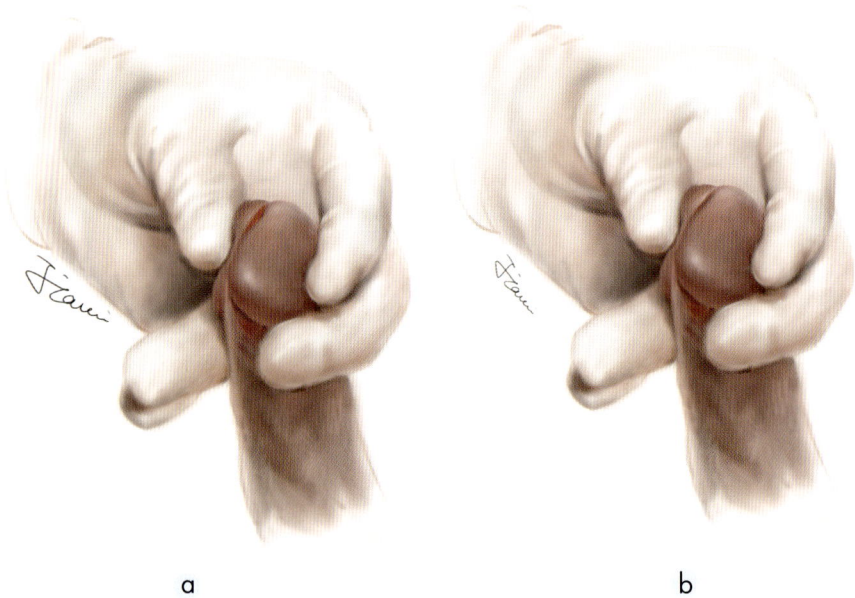

a   b

图 2-6 阴茎抓持手法
a. 显露尿道外口；b. 挤压尿道外口

24

3. 实施局麻

（1）男性患者，操作者左手提拉阴茎，右手将 10~20ml 凝胶麻醉剂缓慢注入尿道。随后左手夹闭尿道外口，右手按摩尿道及会阴，使麻醉药物和尿道黏膜充分接触，冠状沟处用阴茎夹夹闭尿道约 3~5 分钟（图 2-7）。

（2）女性患者，则以左手分开阴唇显露尿道外口，可采用凝胶注入尿道或将浸润麻醉药（2% 利多卡因或 1% 丁卡因）的棉签置于尿道内 2~3cm，2~3 分钟后取出。

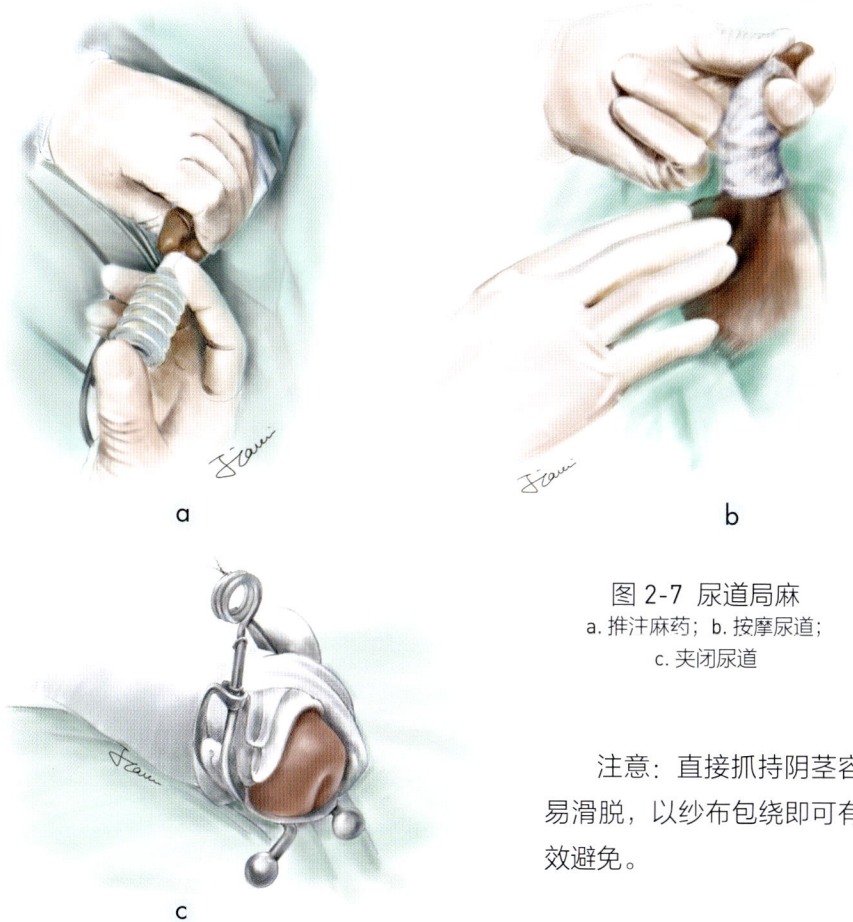

a

b

c

图 2-7 尿道局麻
a. 推注麻药；b. 按摩尿道；
c. 夹闭尿道

注意：直接抓持阴茎容易滑脱，以纱布包绕即可有效避免。

第二节　硬性膀胱镜检查的操作

　　硬性膀胱镜是临床上最常用的镜种，具有消毒简易、耐用等特点，但局麻下患者痛苦程度比较高，尤其是通过尿道，因此操作要轻柔，沿尿道生理弯曲顺势而为，尽量减轻不适、避免并发症的发生。

一、硬性膀胱镜的进镜方法

1. 非直视进镜法

　　也称为盲入法或盲进法（图 2-8）。

　　（1）将光学视管与镜桥组装连接光源和摄像头，放置于患者下腹便于置鞘成功后直接拿取进行探查（图 2-8a）。

　　（2）组装镜鞘与闭孔器，连接冲洗管并涂抹润滑液（图 2-8b）。

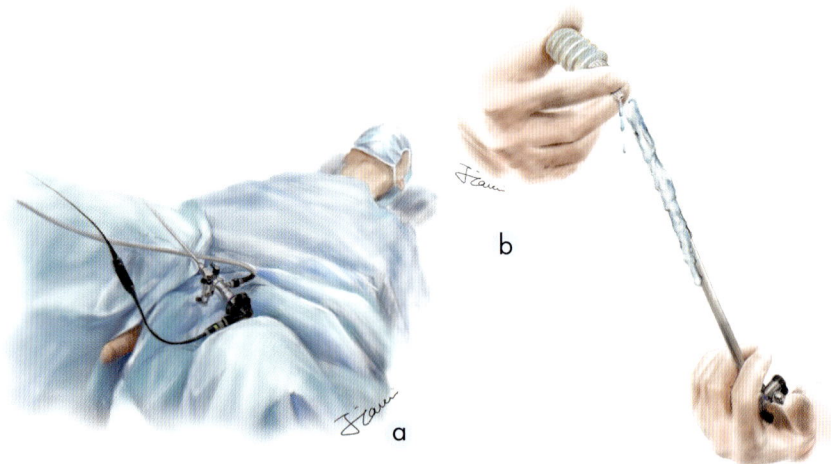

（3）取下阴茎夹。左手将阴茎向上提起使其与腹部呈直角（有些患者角度超过 90°），左手拇指及示指分开尿道外口，右手持组装完毕的镜鞘放入尿道。插入尿道外口后保持阴茎与腹部的垂直，镜鞘贴尿道前壁下行，借助重力或柔力缓慢滑行至球部尿道（感觉前方轻微遇阻即到达，图 2-8c）。

（4）感到轻微阻力时说明接近尿道膜部。手持镜鞘尾端逐渐向床侧倾斜下压，同时持续施加柔力向前轻巧推进（图 2-8d）。

（5）左手继续把持阴茎，右手进一步倾斜镜鞘使其与患者躯干保持水平或略低于躯干，此时前尿道和后尿道成一条直线，继续向前推进镜鞘通过尿道膜部（图 2-8e）。

（6）继续前推镜鞘进入膀胱，拔出闭孔器见尿液流出证明成功进入膀胱（图 2-8f）。

（7）放下闭孔器，从下腹直接拿起已组装好的光学视管和镜桥，放入镜鞘锁定即可进行探查（图 2-8g）。

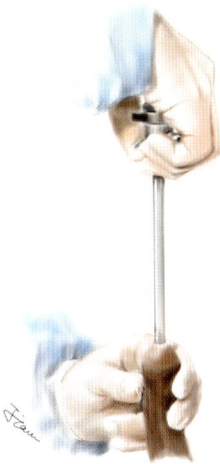

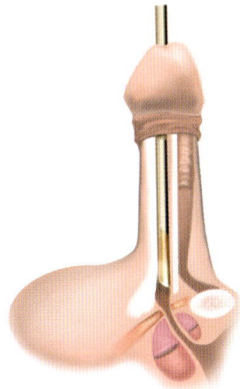

c

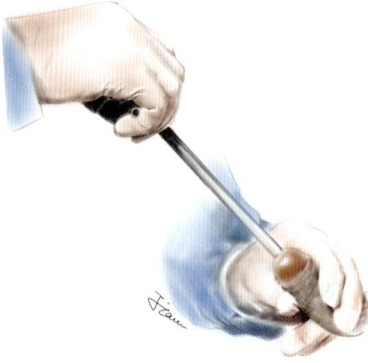

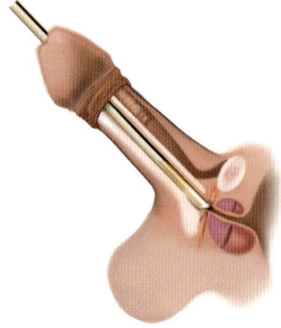

d

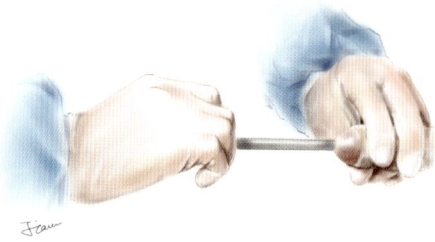

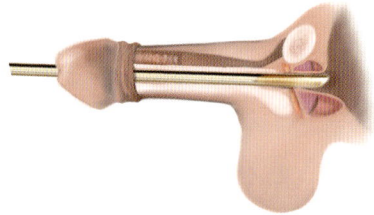

e

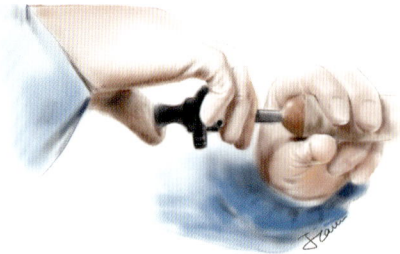

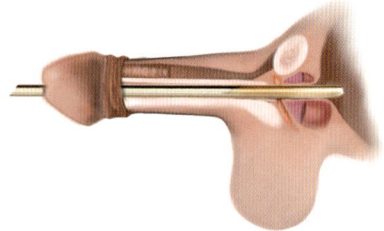

f

g

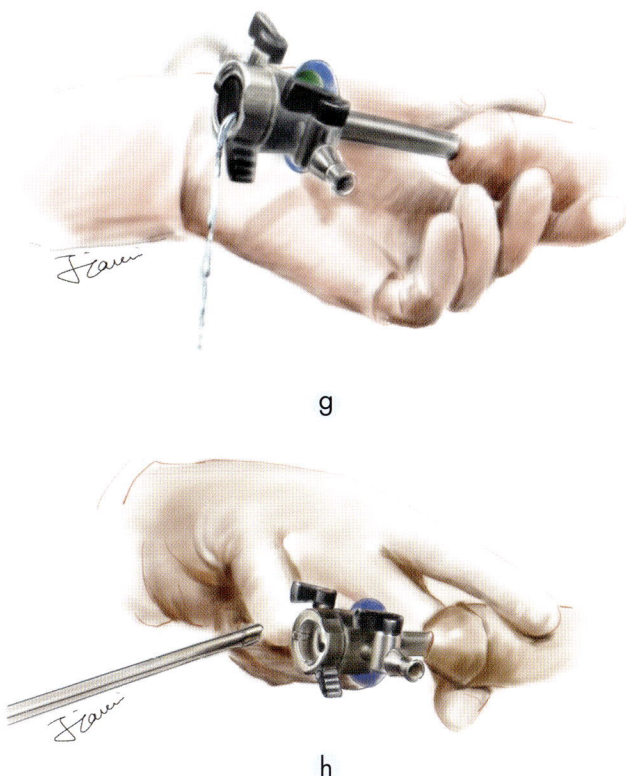

h

图 2-8　硬性膀胱镜盲入法

a. 组装镜桥和光学视管，置于患者下腹；b. 镜鞘涂抹润滑剂；c. 镜鞘垂直插入尿道至接近尿道球部；d. 下压镜鞘使前端抵达尿道膜部；e. 镜鞘继续下压呈水平或更低，推送通过膜部；f. 继续推送进入膀胱；g. 拔出闭孔器排空膀胱；h. 插入膀胱镜准备探查

注意：如患者有尿道窄小或狭窄，需在膀胱镜检查前以尿道探子行扩张。

注意：通过膜部括约肌时不适感最重，保持与患者交流使其放松。

注意：镜鞘进入过程中如果遇阻，切不可强行推进。可后退重新调整再次尝试或改为直视进镜法。

2. 直视进镜法

（1）左手将阴茎提起，将组装好的镜鞘插入前尿道（此处与盲进法开始步骤相同，图 2-9a）。

（2）保持阴茎垂直，去除闭孔器。将光学视管（0°、12°）与镜桥的组合放入镜鞘并组装锁定（图 2-9b）。

（3）打开开关开始注水，同时左手牵拉阴茎挤压尿道外口避免液体外泄，右手持镜推进并同步观察，根据所处位置及尿道走行调节镜体，尽量保持管腔位于视野中央直至膀胱镜进入膀胱（图 2-9c，d）。

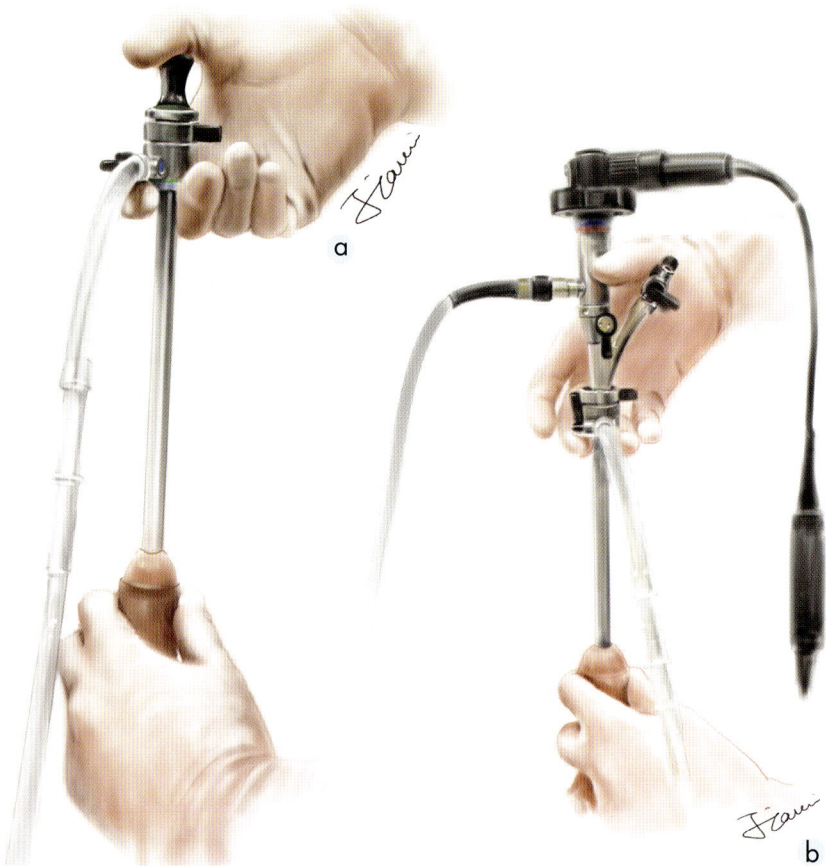

a

b

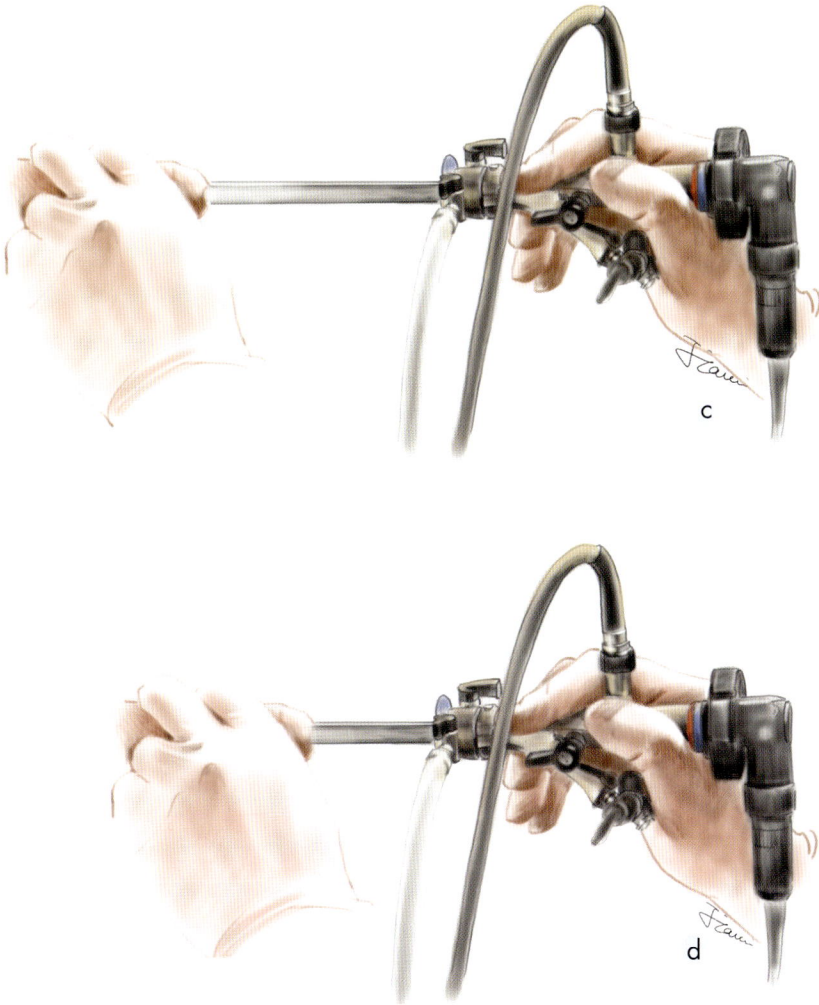

图 2-9 硬性膀胱镜直视进镜

a. 镜鞘组合垂直插入前尿道；b. 取出闭孔器，放入膀胱镜并锁定；c. 直视下逐渐变换角度并推进通过尿道膜部；d. 继续推进进入膀胱

二、硬性膀胱镜的探查

1. 镜鞘进入膀胱后首先放空膀胱。膀胱探查的光学视管应为 30° 或 70°，向膀胱内注水开始观察。

2. 膀胱镜探查区域可人为分为三角区、左右两侧壁、后壁、前壁与顶部、颈部和后尿道。检查时应自行按序进行，避免遗漏。具体如图 2-10 所示。

（1）观察三角区：膀胱三角区为双侧输尿管开口、输尿管间嵴和尿道内口之间的三角形区域，进入尿道内口即可见。轻轻左右摆动镜体，注意观察双侧输尿管开口及喷尿情况（图 2-10a）。

（2）观察后壁：膀胱后壁为输尿管间嵴后方区域，向前进镜适当转动镜体即可观察。

（3）观察侧壁：观察左右侧壁时需旋转镜体，同时前后移动以接近观察。镜体转向左侧观察右侧壁、转向右侧观察左侧壁（图 2-10b，c）。

（4）观察前壁及顶部：前壁与顶部的观察镜体需旋转 180° 并下压，气泡为顶部标志。边观察边退镜至膀胱颈（图 2-10d）。

（5）观察膀胱颈：膀胱颈部是指三角区输尿管开口外上方与尿道内口上方的环形区域，将内镜退至距离尿道内口 1~2cm 处，转压膀胱镜环行观察。

（6）观察后尿道：膀胱镜退至后尿道，观察前列腺尿道、精阜、外括约肌（图 2-10e）。

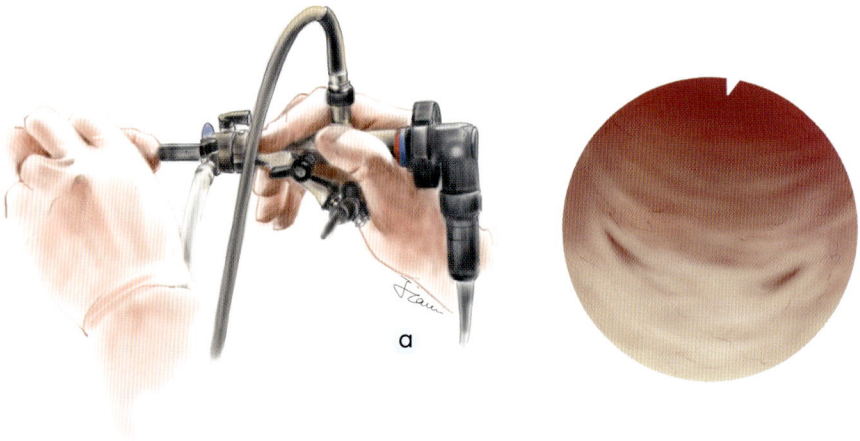

a

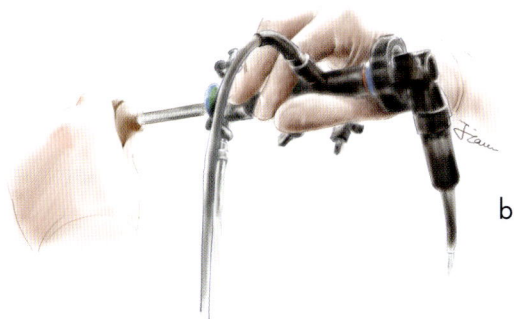
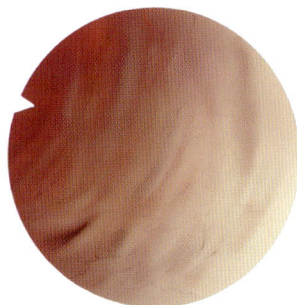

b

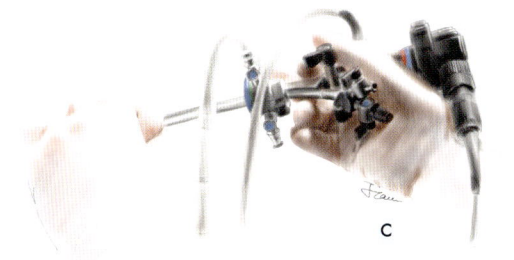
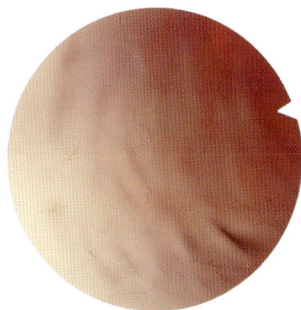

c

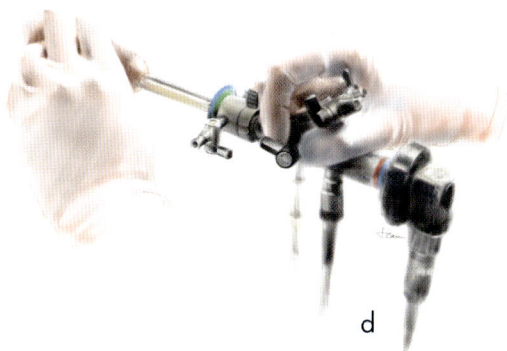
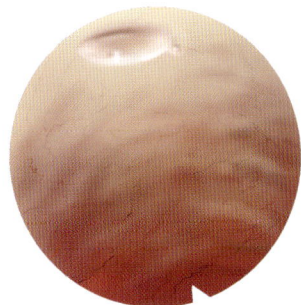

d

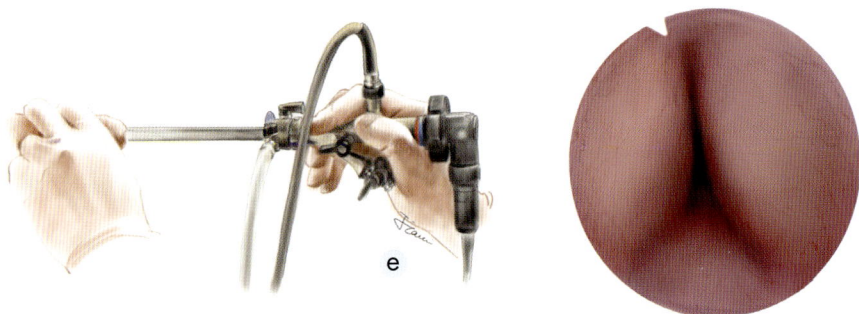

图 2-10　膀胱及后尿道探查

a. 膀胱镜直视膀胱三角区及输尿管开口；b. 膀胱镜观察膀胱左侧壁；c. 膀胱镜观察膀胱右侧壁；
d. 膀胱镜下压观察膀胱前壁（顶部起泡）；e. 膀胱镜后退观察后尿道

（7）退镜：观察尿道后将膀胱镜重新推入膀胱，退出镜体保留镜鞘排空膀胱。

镜鞘内插入闭孔器沿尿道走行退出（图 2-11）。

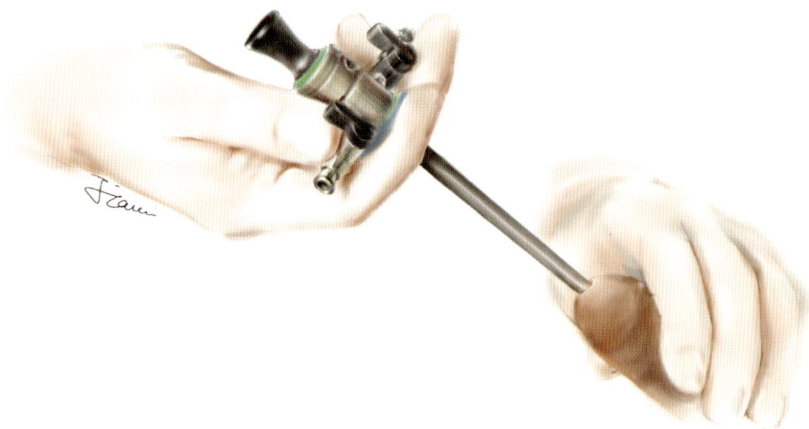

图 2-11　插入闭孔器，再缓慢退出镜鞘

注意：探查时边冲水、边观察，一般充水量为 150~200ml。灌注及探查过程中如果患者憋胀不适，随时主动排水。灌注以自然滴注为好，如视野不清可适当加压，但要避免压力过大引起患者憋胀不适。

注意：膀胱颈部观察是硬镜最为困难的部位，有时需要结合外压耻骨上区协助。由于镜身摆动角度较大，患者不适感随之增大。

注意：70° 光学视管难以观察尿道全貌，观察尿道时更换为 0° 或 30° 镜。

注意：探查过程中有时诱发膀胱痉挛，可退出镜桥及光学视管、保留镜鞘、放空膀胱，适当休息后继续操作。如反复发作、视野不清，宜及时终止操作。

第三节　软性膀胱镜检查的操作

与硬性膀胱镜相比，软性膀胱镜构造和特点不同，镜体柔软可弯，局麻下患者耐受好。

一、软性膀胱镜操控的基本手法

软镜的操作可分解为六种基本动作，即前进后退、上弯下弯和左右转向，由于与刚性的硬镜不同，软镜需要相应操控手法与之匹配。

1. 前进和后退

左手示指及中指抓持阴茎、拇指及环指扶持镜体插入部，右手持镜推送或回撤，同时左手手指配合使软镜前后移动（图 2-12）。

2. 上弯和下弯

右手握持软镜操作部，拇指通过上推或下压转向推杆使软镜前端的弯曲部下弯或上弯（图 2-13）。

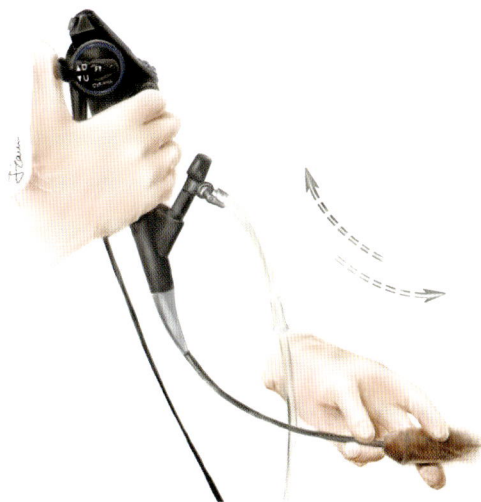

图 2-12 软镜的前进和后退

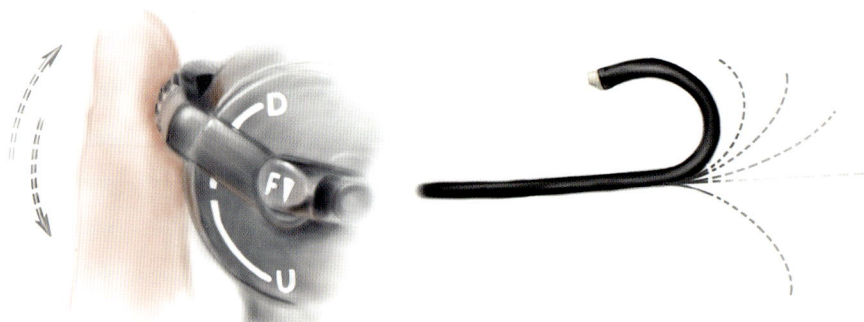

图 2-13 软镜前端上下弯曲

3. 左转和右转

右手握持软镜，拇指适当上推使软镜前端弯曲部下弯，通过右手腕部的内旋或外旋使软镜前端转向左侧或右侧。同理，右手拇指下压并旋转手腕，也可以达到前端转向的效果，但与上推转向方向正好相反（图 2-14）。

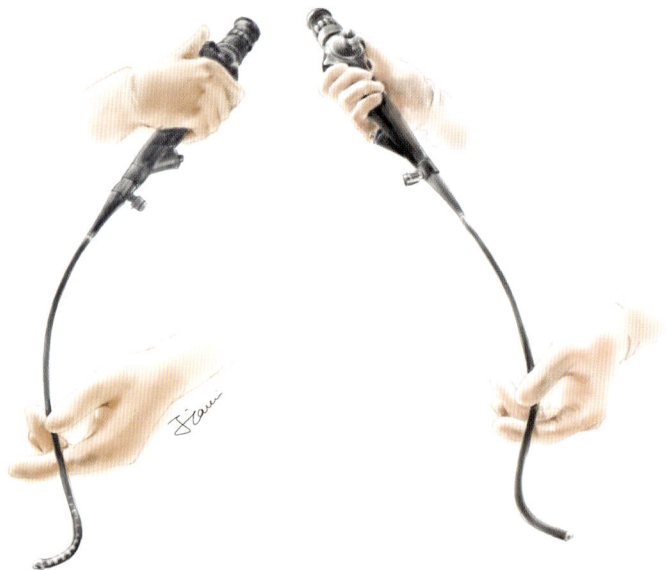

图 2-14 旋转手腕控制软镜转向的方法

二、软性膀胱镜的进镜及观察方法

1. 操作前准备

尿道局部麻醉、操作布局等与硬镜相同。灌注一般不需加压，高于床面60~80cm 自然滴注。

2. 软镜的组装和检查

组装软镜（安装镜桥），连接光源、摄像和灌注管路。电子膀胱镜实现光源和摄像传输一体化设计，只需连接镜桥和灌注管路。操作前检查软镜外观和转向是否正常（图 2-15）。

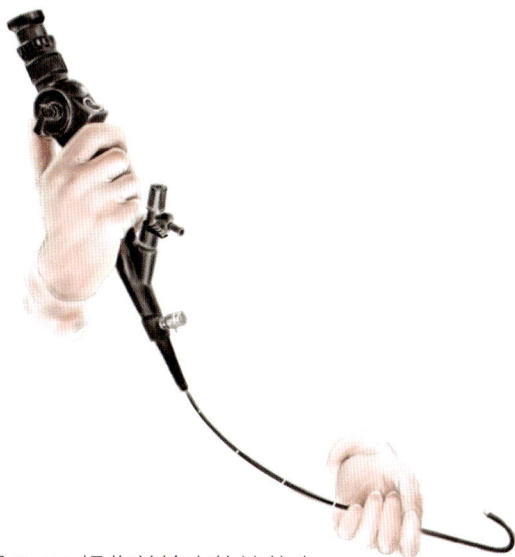

图 2-15 操作前检查软镜状态

3. 软镜的进镜

（1）打开灌注，左手提起阴茎，左手拇指及示指分开尿道外口（手法同硬镜），右手持软镜置入尿道（图 2-16a）。

（2）软镜前端进入尿道后，直视下或自然沿尿道走行推送至尿道球部（图 2-16b）。

（3）由于尿道球部宽大，右手拇指需调节推杆使软镜先端向背侧弯曲并对准尿道膜部（图 2-16c）。

（4）适当前推使软镜通过外括约肌、后尿道并进入膀胱。

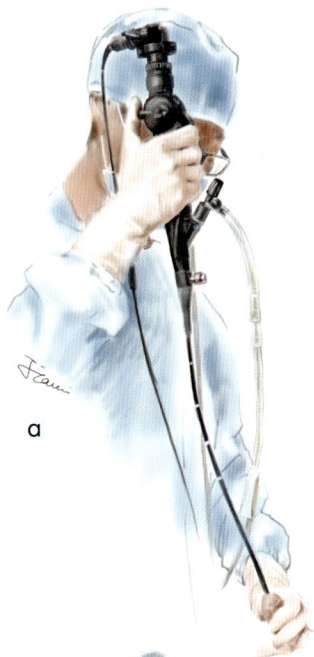

a

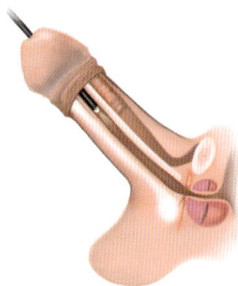

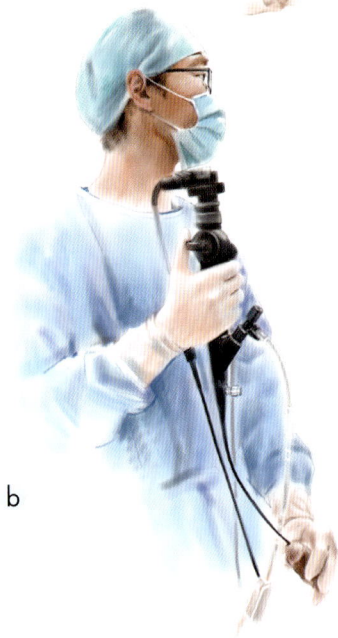

b

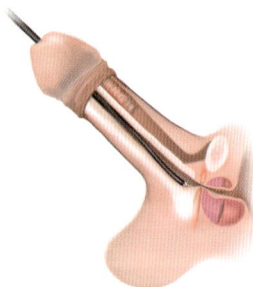

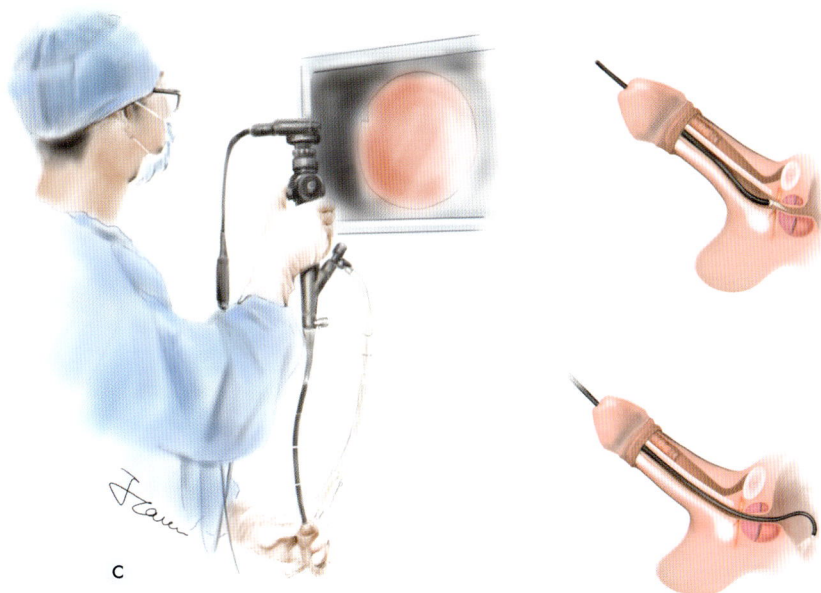

图 2-16　软性膀胱镜的进镜

a. 提起阴茎插入软镜；b. 直视下推送软镜至尿道球部；c. 调整软镜前端对准膜部推送通过，继续向前进入膀胱

4. 软镜的探查

（1）顺序观察：适度充盈膀胱后停止灌注，按顺序观察膀胱三角区、双侧输尿管开口及喷尿情况、左侧壁、右侧壁、后壁、前壁及顶壁（气泡），顺序可自定不要遗漏。通过双手协调、右手内旋外旋和拇指调节推杆达到探查各个部位的目的。

（2）随后软镜复位，向前推进至前端接近后壁，同时下压转向推杆使软镜充分上弯，可回视膀胱颈、尿道内口和三角区（图 2-17）。此为软镜独有的特点，可探查硬镜难以观察到的耻骨后区域，消灭盲区。

5. 软镜的退出

探查完成后软镜复位，打开灌注直视下退镜，边退镜边观察后尿道前列腺部及前尿道，直至完全退出体外。

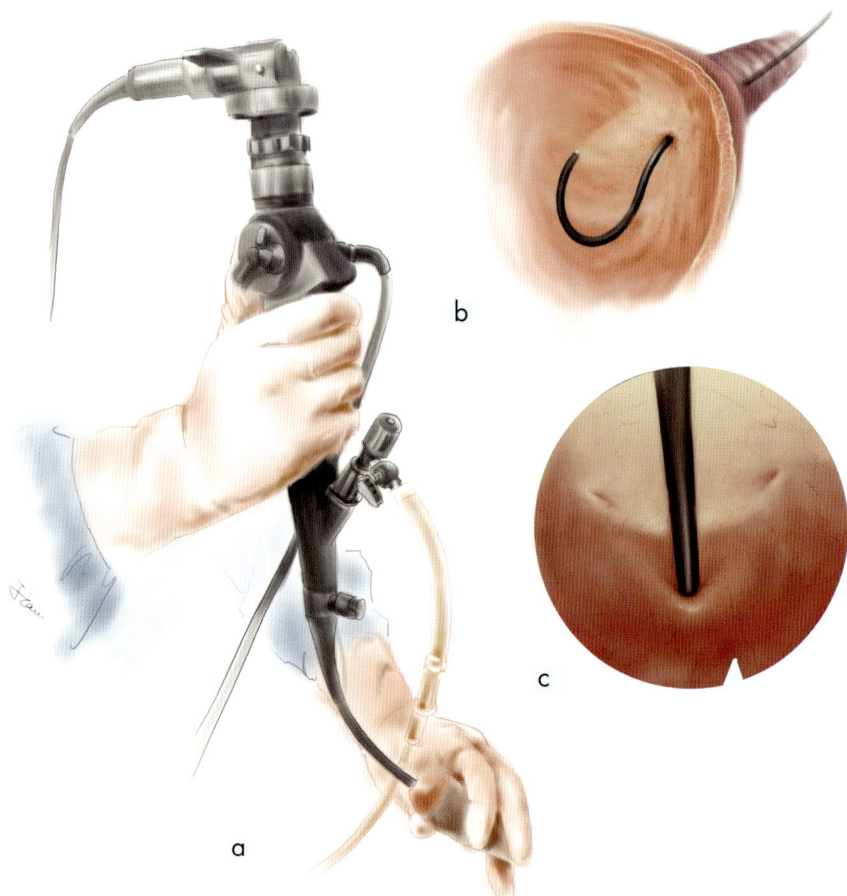

图 2-17 软性膀胱镜前端反转探查膀胱颈

a. 向后壁推送软镜同时下压推杆使软镜前端反转；b. 软镜在膀胱腔内反转回视膀胱颈；c. 软镜反转可见膀胱颈三角区（双侧输尿管开口及间嵴）和软镜自身的插入部

第三章
膀胱镜的镜下操作

膀胱镜检查可能发现各种不同病变或表现，如膀胱肿物、黏膜异常、异物、输尿管开口喷血或排脓等情况，需要进一步诊断或处理。因此镜下不仅可探查，还可进行各种不同操作，包括膀胱组织活检、输尿管逆行插管、输尿管支架放置或取出和异物取出等。

第一节　膀胱镜活检术

一、膀胱镜活检术的适用范围

1. 膀胱内肿物或肿瘤。
2. 膀胱黏膜可疑病变，如滤泡样、充血性、出血性和溃疡性等表现。
3. 为除外膀胱原位癌的随机活检。

二、膀胱镜活检术的操作

硬镜或软镜均可以进行活检术。

1. 硬镜活检术

（1）硬镜全面探查后确定病变部位，将其放置于视野中央。

（2）左手稳定膀胱镜，右手接助手传递的活检钳插入工作通道。

（3）待视野内见到活检钳头端，右手握持活检钳手柄。

（4）对准病变，张开活检钳前端前推并咬合，随后将活检钳直接从工作通道拔出（图3-1）。

41

（5）助手接过活检钳，张开钳子前端，以针尖拨出组织放置于保存容器内（图3-2）。

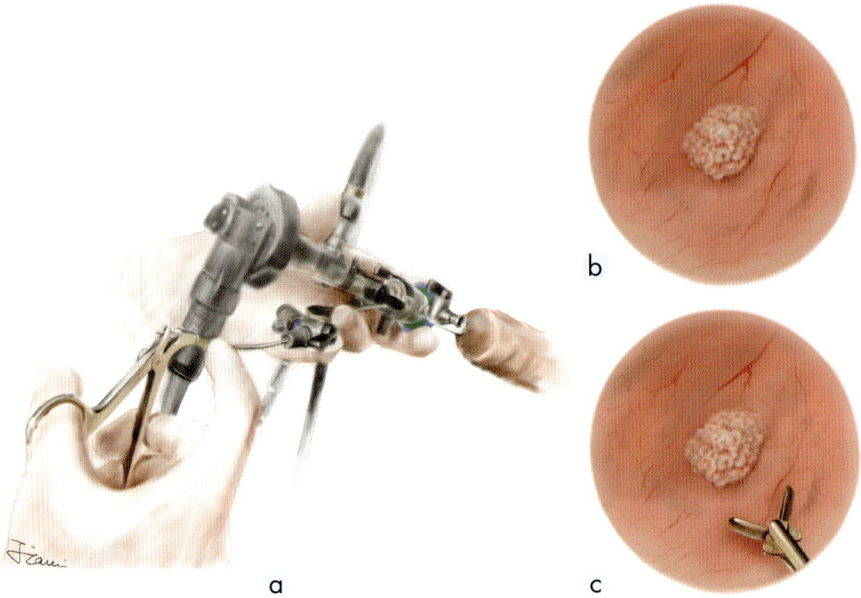

图 3-1　硬镜下取活检
a. 活检钳插入工作通道；b. 膀胱肿瘤；c. 钳夹取活检

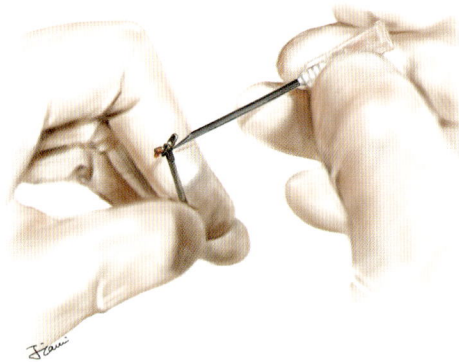

图 3-2　针尖挑拨组织

注意：为了取得足够的标本量，活检时可多次重复取材。

2. 软镜活检术

（1）探查并确认肿物位置。

（2）软镜复位呈伸直状，将活检钳插入工作通道直至头端可见。

（3）重新调整软镜并对准肿物。

（4）其余操作与硬镜操作相同。

注意：软镜内插入或拔出活检钳均需复位呈伸直状，避免损伤软镜工作通道。

第二节　膀胱镜输尿管逆行插管

输尿管插管是膀胱镜下将导管从输尿管开口逆行插入上尿路的操作，适用于上尿路引流、逆行造影、肾盂尿留取及分肾尿量记录等。

一、硬性膀胱镜输尿管逆行插管

由于工作通道宽大、操控性好和刚性特点，硬性膀胱镜适合直接输尿管插管。不过，以导丝作为引导进行插管更加安全，成功率高。

1. 直视下直接插管

（1）硬镜 30°或 70°光学视管适合插管，操作前要选择适合的导管类型和型号。

（2）探查后将膀胱镜退至尿道内口，镜头转向需要插管侧的输尿管开口，靠近并置于视野中央。

（3）输尿管导管插入膀胱镜工作通道，待镜下观察到导管头端后调节导向板使其对准输尿管开口，缓慢插入。

（4）当导管头端进入输尿管开口后复位导向板，继续推进导管、根据管上刻度标记确定进入输尿管的长度，一般插入 25cm 左右，也可用 X 线确定导管位置（图 3-3）。

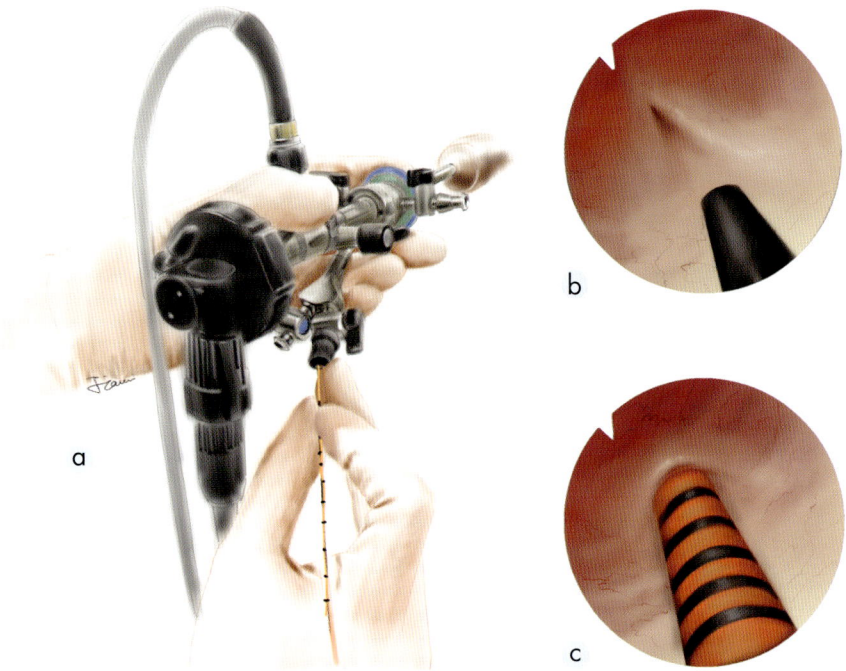

图 3-3　硬镜下输尿管导管直接插管

a. 输尿管导管插入工作通道；b. 导管头端对准输尿管开口；c. 导管逆行插入 25cm

注意：如有阻力，可改变角度、旋转导管或调节导向板方向。如导管为顶端开口，也可导管内插入导丝引导进入输尿管开口。避免反复试插及暴力插管。

2. 插管后保留导管

在引流、计量、造影等情况下需保留导管，下列操作可有效避免导管脱落（图 3-4）。

（1）插管后稳定膀胱镜，保持镜鞘原位，左手手指解开镜鞘和镜桥连接旋钮（图 3-4a）。

（2）向后轻撤镜桥即可显露导管，以左手手指捏住分离处的导管并维持镜鞘于原位，右手缓慢退出镜桥及光学视管（图 3-4b，c）。

（3）左手退鞘，同时右手推送导管使之维持于原位，直至最终撤出镜鞘（图 3-4d）。

（4）输尿管导管如需留置，可固定于导尿管上（图 3-4e）。

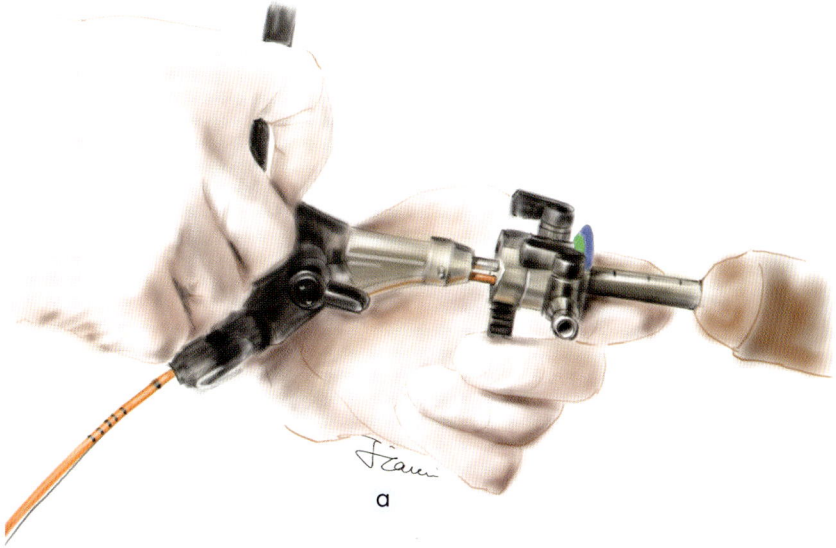

a

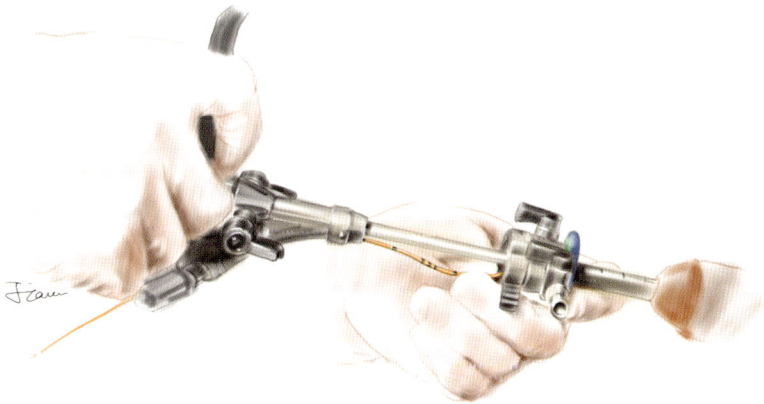

b

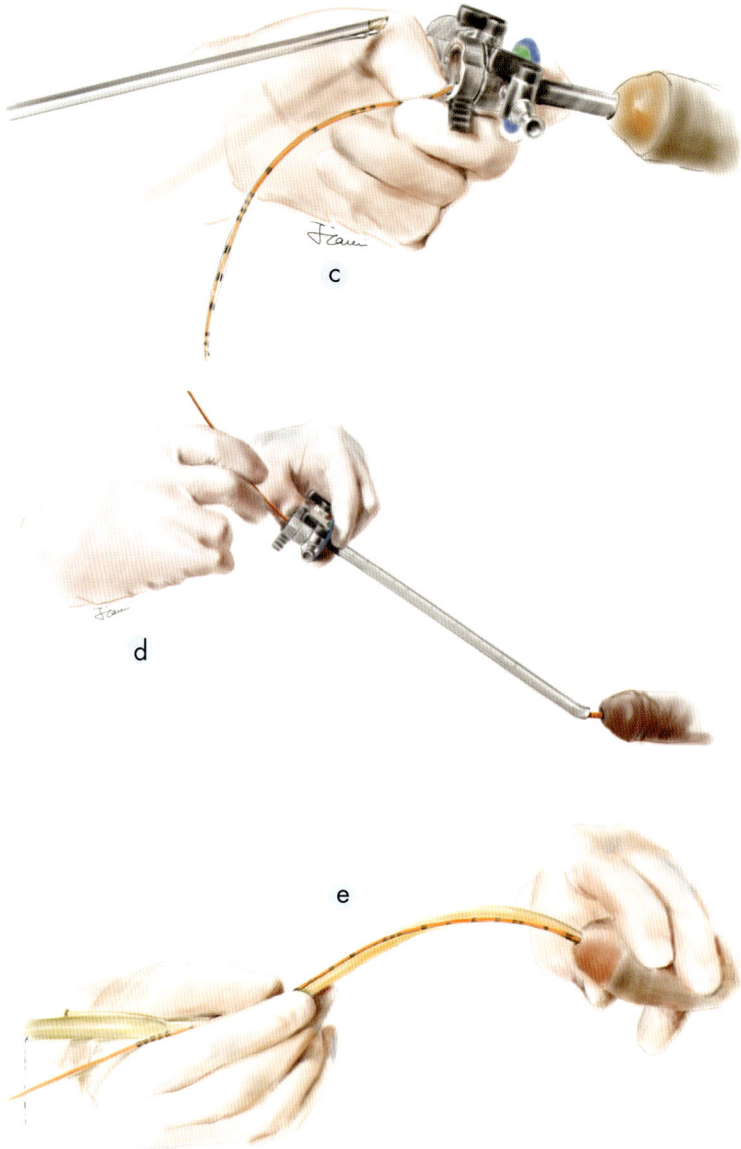

图 3-4　插管后保留输尿管导管

a. 镜鞘解锁，镜桥略后撤；b. 镜桥继续后撤，手指捏住导管；c. 固定导管，退出光学视管及镜桥；
d. 推送导管，退出镜鞘；e. 导管旁放置 Foley 尿管便于固定

3. 沿导丝放置导管

（1）硬镜下插导丝方式与上述插管方法相同（图 3-5a）。

（2）左手后撤膀胱镜同时右手同步推送导丝使之维持原位。

（3）硬镜整体退出尿道时，助手以纱布捏住导丝避免脱落。

（4）去除硬镜后，将顶端开口的输尿管导管沿导丝推送至相应深度（图 3-5b、c、d、e）。

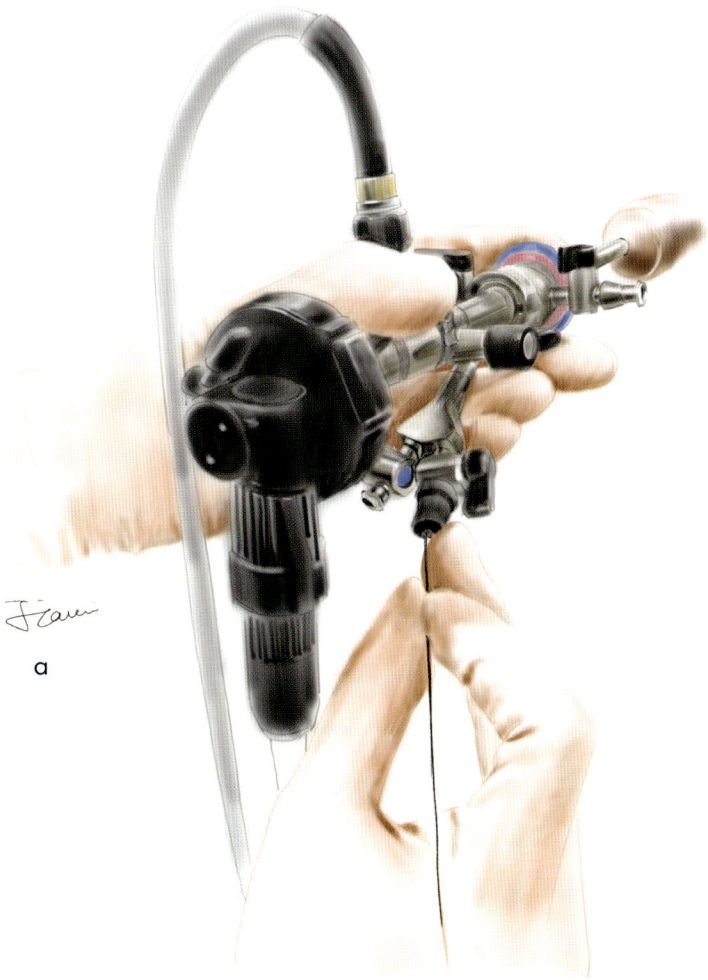

a

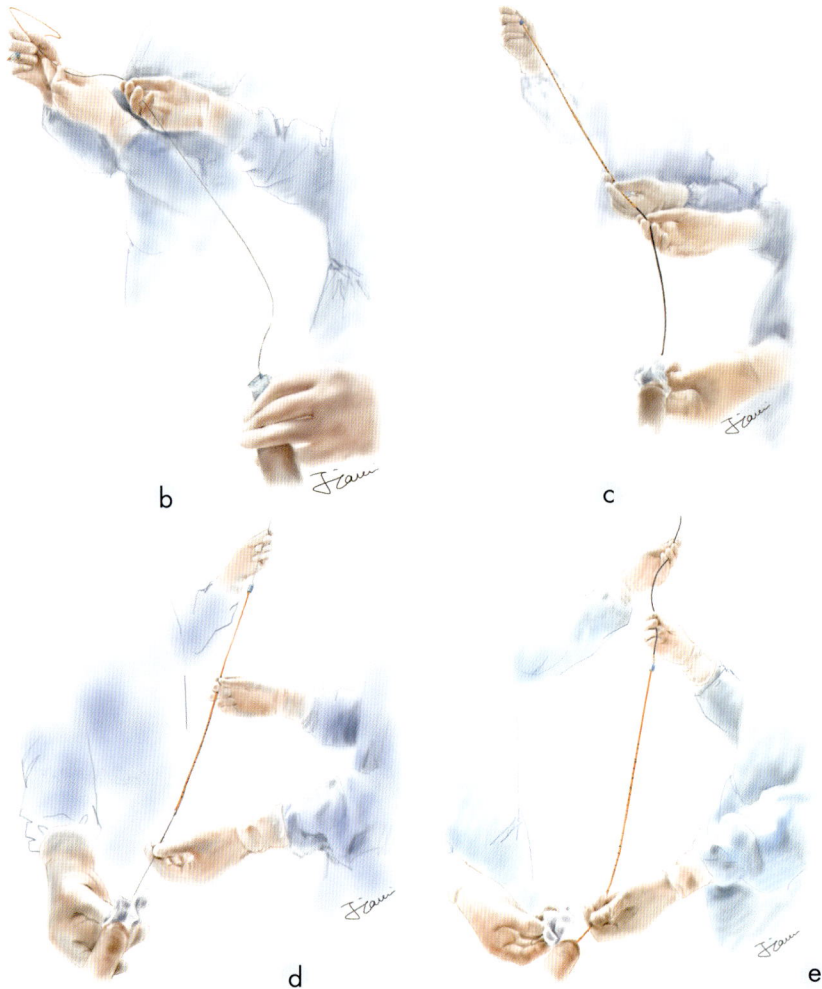

图 3-5　沿导丝放置输尿管导管

a. 膀胱镜逆行插入导丝；b. 取出膀胱镜后术者双手握持导丝，左手以纱布固定导丝，助手将输尿管导管套上导丝尾端；c. 助手推进导管直至导丝尾端外露；d. 术者、助手换位，助手右手持纱布固定导丝，术者双手推进输尿管导管；e. 助手左手松开，术者继续推进输尿管导管到适合深度

　　注意：沿导丝推送输尿管导管的过程需要双人配合，超滑导丝需以纱布抓持避免滑脱。推送过程中术者与助手有身位变动。

　　注意：超滑导丝干燥时与导管摩擦力增大，适当润滑即可顺滑推进。

二、软性膀胱镜输尿管逆行插管

由于镜体柔软和工作通道的限制，软性膀胱镜无法直接进行输尿管逆行插管。可在镜下先插入导丝，然后将导管沿导丝推入。具体操作如图 3-6。

1. 软镜插入膀胱，镜下定位输尿管开口（图 3-6a）。

2. 工作通道插入导丝，直至导丝头端出现于 12 点位置（图 3-6b）。

3. 下压镜头使导丝头端接近输尿管开口后推送导丝，进入一段后放松推杆，继续插入导丝至适合深度（图 3-6c）。

4. 维持导丝位置，双手配合退出软镜（图 3-6d）。

5. 将顶端开口导管套入导丝后上推至上尿路，到达相应深度后拔除导丝与前述硬镜沿导丝放置导管方法相同。

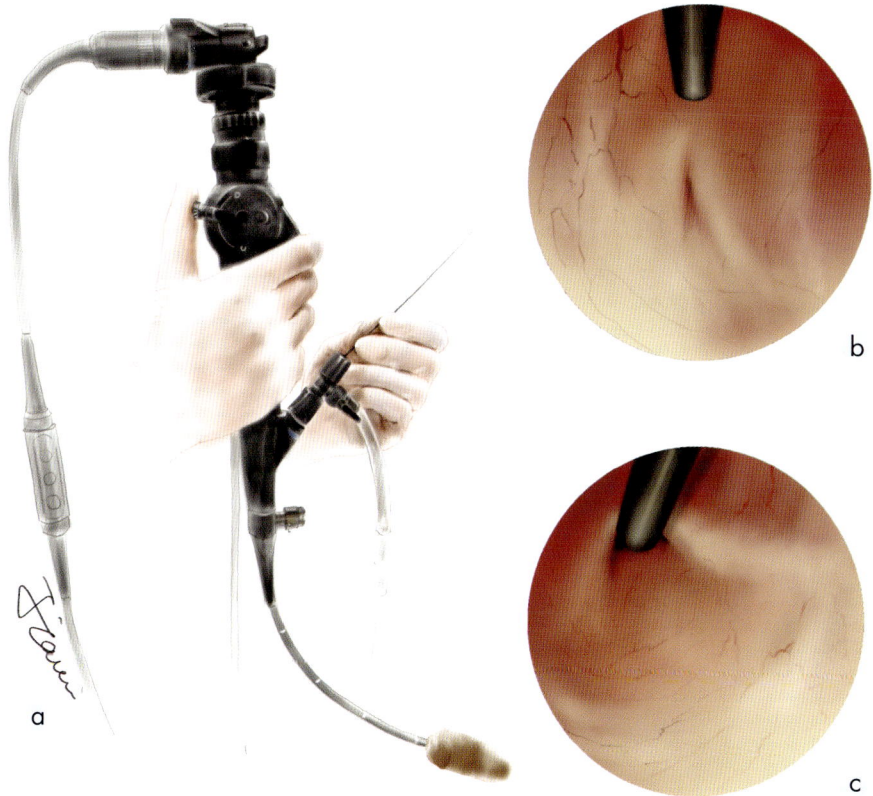

a

b

c

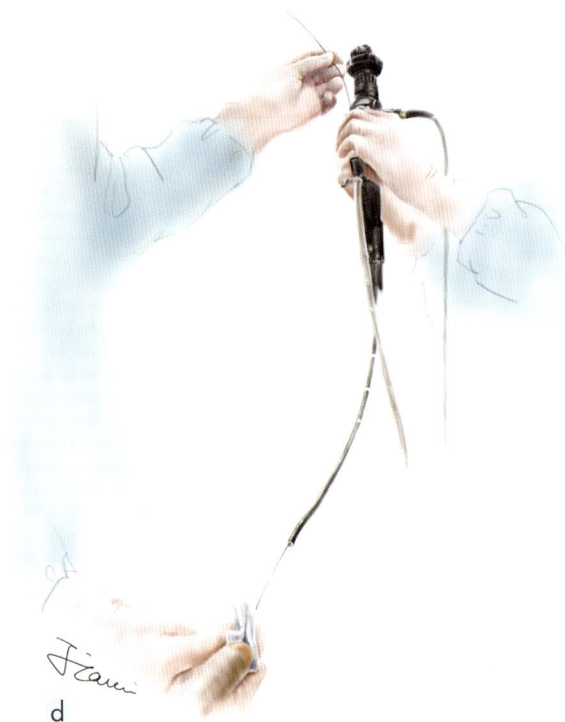

图 3-6 软性膀胱镜插导丝及退镜

a. 导丝插入软性膀胱镜工作通道；b. 镜下对准输尿管开口，导丝头端
显露；c. 下压软镜推送导丝进入输尿管开口；d. 与助手配合退出软镜
保留导丝

　　注意：在退镜时导丝容易脱落，退镜过程中术者需一手推送导丝，另一手
退镜。一旦软镜前端退出尿道，助手以纱布捏住导丝协助固定于尿道外口。

第三节　膀胱镜输尿管支架的置入与取出

输尿管支架一般为双猪尾型，也称为 DJ 管（Double J）或猪尾管。支架也有其他类型和形态，此处暂不予讨论。输尿管支架是泌尿外科最常用的耗材之一，主要起引流和支撑作用，适用于各种原因（结石、狭窄、肿瘤或外压等）引起的上尿路梗阻、辅助控制上尿路感染、输尿管镜术前准备、各类涉及输尿管镜或肾脏集合系统的腔镜或开放手术术后留置等（图 3-7）。输尿管支架置入与取出的方法有很多，本节仅介绍经膀胱镜的输尿管支架相关操作。

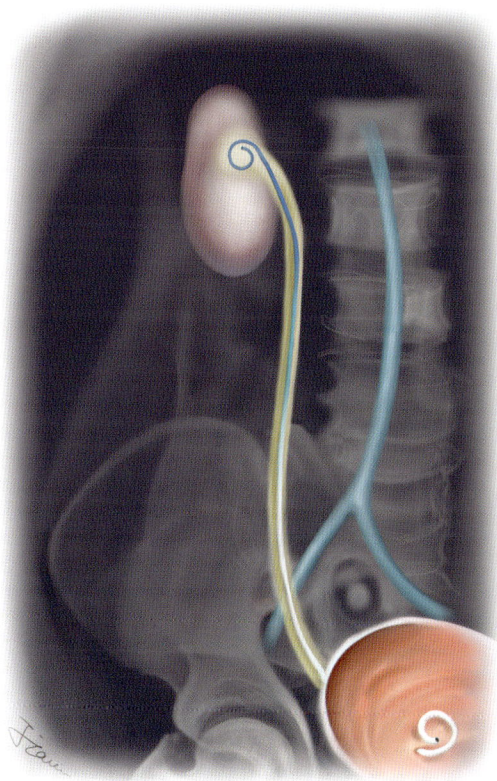

图 3-7　输尿管支架

一、输尿管支架的置入

和输尿管插管类似，成人硬性膀胱镜一般可通过最粗 6Fr 的输尿管支架，因此可直接沿导丝进行支架置入。在应用软性膀胱镜或支架型号不符时，需先插入导丝并退出膀胱镜，然后沿导丝推送放置支架。国际上这项操作大多于 X 线监视下完成，国内则更多在直视下进行。以下介绍硬镜下支架置入的几种方法。

1. 直视下经工作通道直接支架置入（图 3-8）

（1）硬镜下经过工作通道患侧输尿管插入导丝，稳定镜体。

（2）助手将支架套上导丝尾端，沿导丝推送至接近硬镜工作通道开口外侧；术者接手继续推送支架通过工作通道，直视下进入输尿管开口。

（3）助手将支架推进器套上导丝尾端，推送至与支架尾端相接。

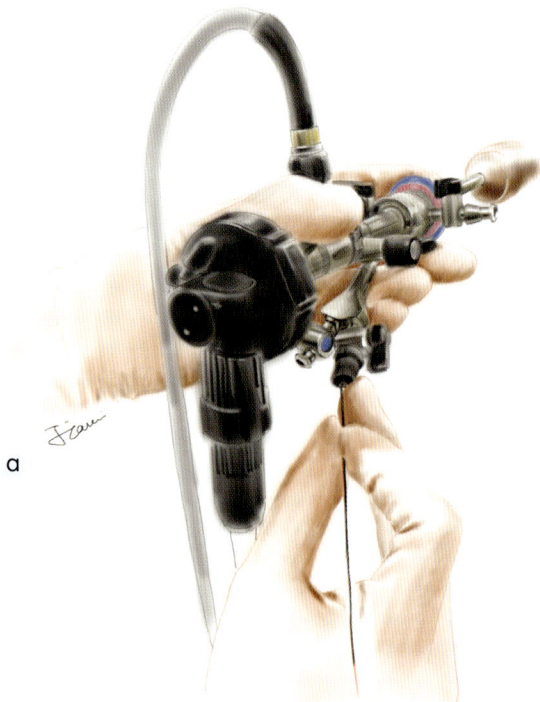

a

（4）术者继续推送推进器，同时直视观察支架尾端衔接处位于输尿管开口外侧约 2cm。

（5）术者维持推进器，助手抽离导丝，观察支架尾端膀胱内呈盘曲状后可退出膀胱镜。

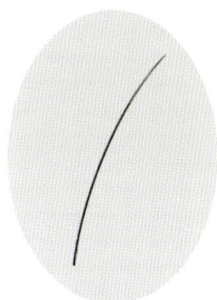

b1

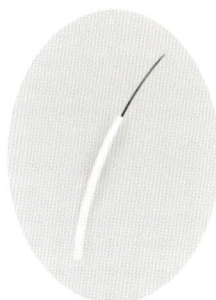

c1

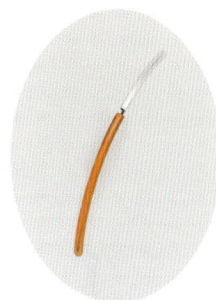

d1

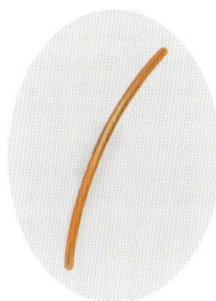

e1

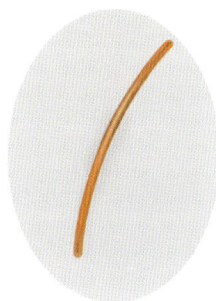

f1

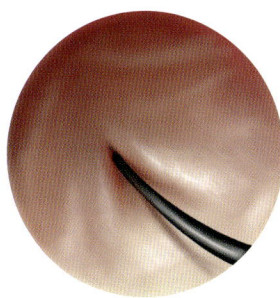

b2

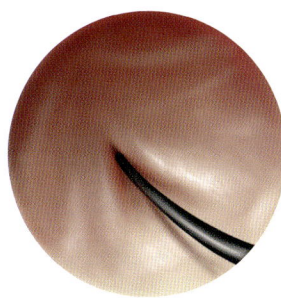

c2

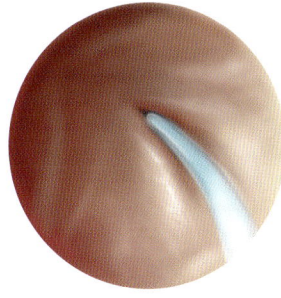

d2

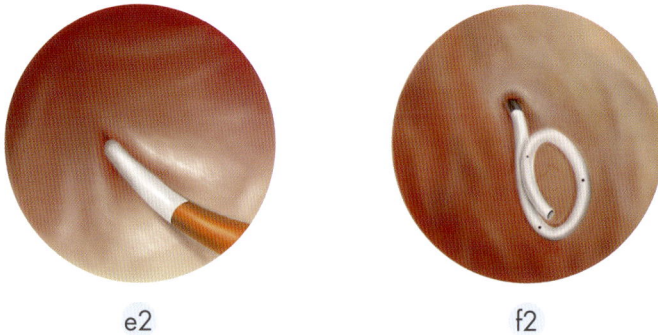

e2   f2

图 3-8 直视下沿导丝放置输尿管支架（通过工作通道）

a. 硬性膀胱镜导丝插入输尿管；b1. 外景：工作通道外可见导丝，支架套上导丝尾端；
b2. 内景：输尿管开口仅见导丝；c1. 外景：支架沿导丝推至工作通道外；c2. 内景：仍仅见导丝；
d1. 外景：支架沿导丝上推，推进器至工作通道外与支架相接；d2. 内景：支架进入输尿管开口；
e1. 外景：支架完全进入，推进器推入工作通道；e2. 内景：支架尾端位于开口外，与推进器相接；
f1. 外景：推进器推入工作通道；f2. 内景：导丝抽离后支架在膀胱内盘曲

2. 直视下间接性的支架置入

适于支架型号无法通过硬镜工作通道或者其他镜种操作后（如输尿管镜）需放置支架并已预置好导丝（图 3-9）。

（1）输尿管内已经放置好导丝。

（2）膀胱镜于导丝旁经尿道再次进入膀胱，镜下看到已插入导丝的输尿管开口。

（3）助手将支架套入导丝并推进，直至支架尾端位于尿道外口外。

（4）术者接手支架继续推进，同时观察支架已沿导丝进入输尿管开口。

（5）助手将推进器套上导丝尾端，推进至术者接手。

（6）术者继续推送推进器，直视下支架尾端衔接处位于输尿管开口外侧约 2cm。

（7）维持推进器并抽离导丝，见支架尾端呈盘曲状后退出膀胱镜。

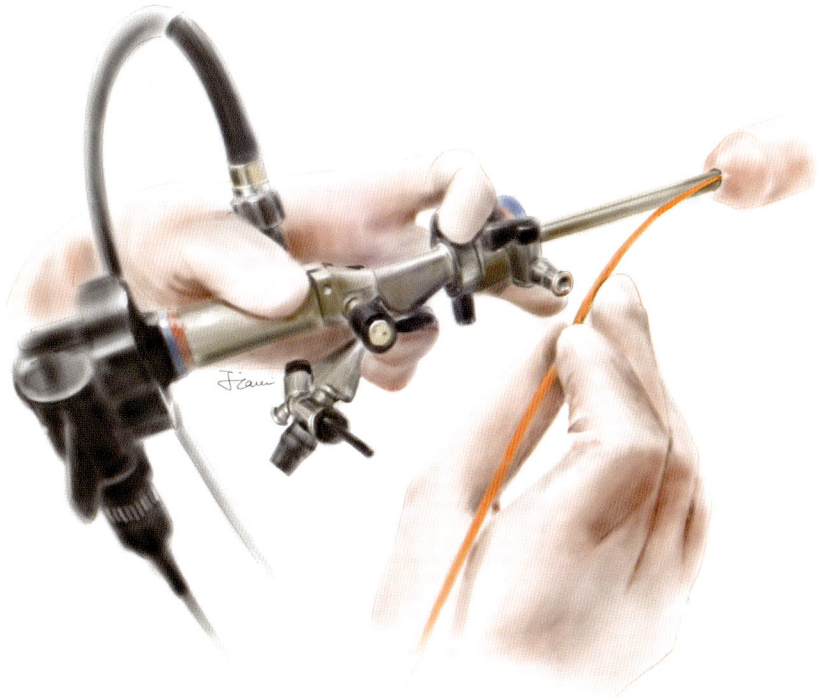

图 3-9　直视下沿导丝放置输尿管支架（不通过工作通道）

注意：直视方式置入支架后（无论是直接或间接），应尽快拍片确认支架位置。

3. X 线监视下的支架置入

单纯依靠 X 线透视指导（C 型臂或其他）支架的放置，可无需膀胱镜直视辅助。

（1）输尿管内已经放置导丝，X 线透视先定位于肾区，确定导丝位置良好。

（2）支架套入导丝并推进至尾端露于尿道口外。

（3）推进器套入导丝后上推至与支架尾端衔接。

（4）继续推送推进器，透视下确认支架头端沿导丝进入肾内。

（5）停止推送，X 线监视区域下移至盆腔。透视下缓慢推送推进器至显示其与支架尾端衔接处达到适合位置（男性耻骨联合上缘，女性耻骨联合中间或下缘），即可抽取导丝（图 3-10）。

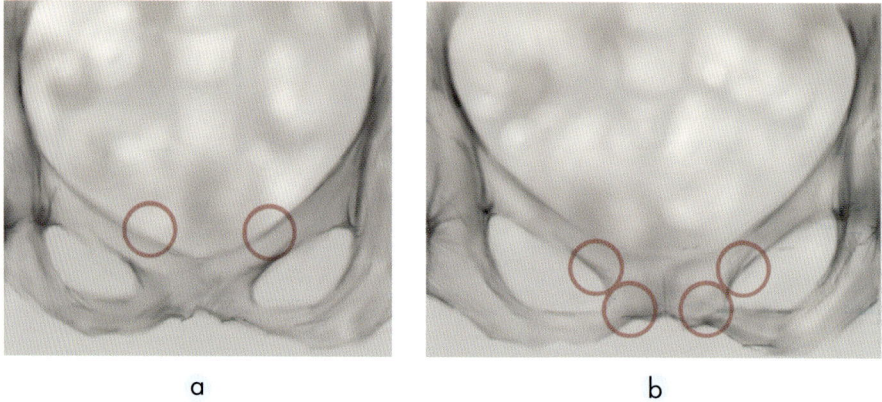

a   b

图 3-10 X 线监视下的支架置入，环形标记区域为支架尾端适合位置
a. 男性骨盆；b. 女性骨盆

二、输尿管支架的取出

输尿管支架为临时引流或支撑之用，按照不同用途决定留置时间，多数可在 1~4 周内取出。在一些特殊情况下支架留置时间较长，但非永久放置需取出。取支架前应详细了解支架留置时长、目的以及支架的种类和型号。超过推荐放置时间的，应摄 X 片或 CT 了解支架是否成石或完整。硬镜和软镜均可以进行支架取出，以下仅介绍硬镜下的支架取出操作（图 3-11）。

1. 膀胱镜经尿道进入膀胱，观察确认支架尾端。

2. 异物钳插入膀胱镜工作通道，钳夹支架尾端。

3. 同步后撤膀胱镜及异物钳，连同支架一同取出体外。

4. 取出后检查支架完整性及状态。

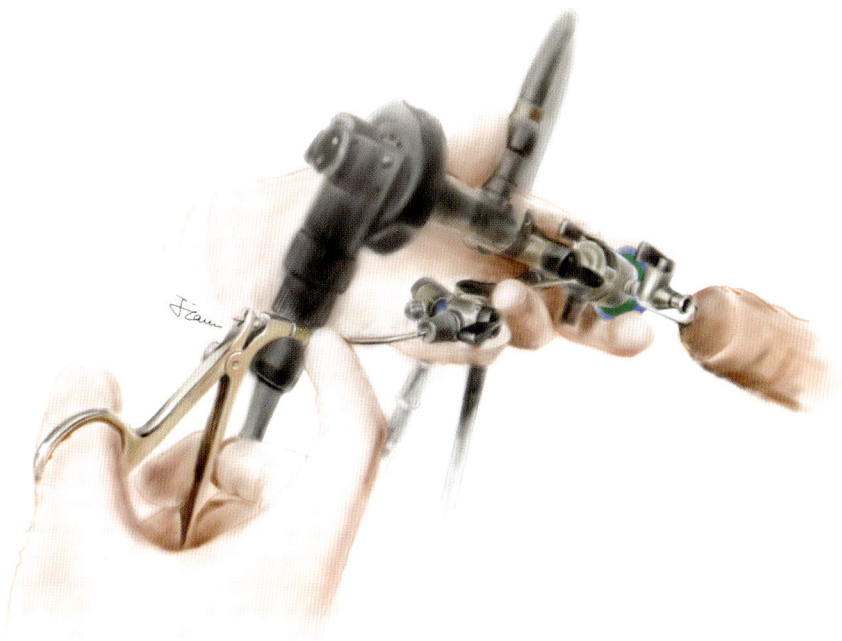

a

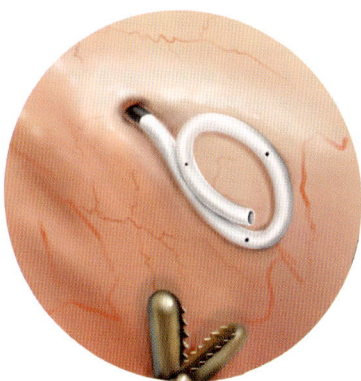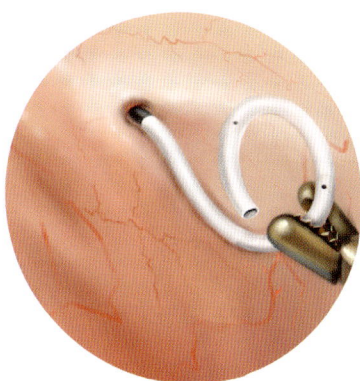

b

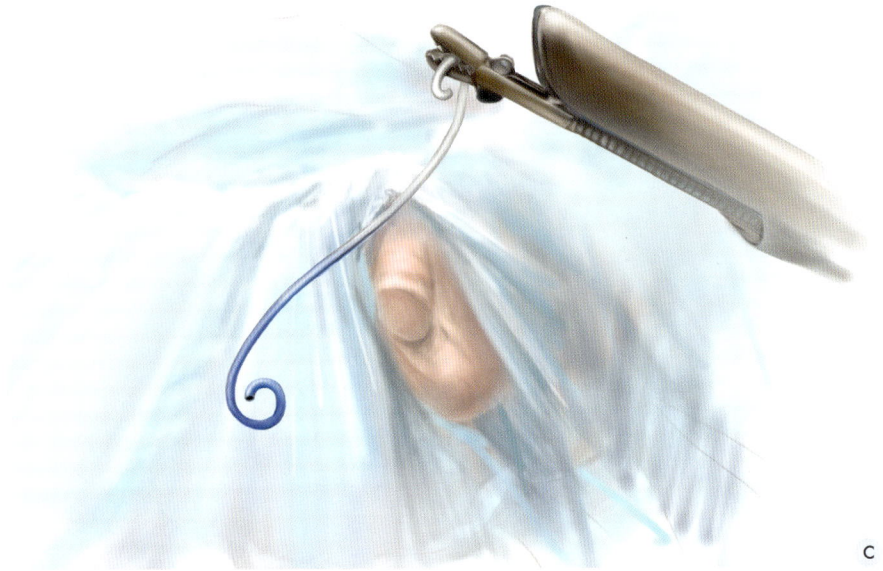

c

图 3-11　输尿管支架的取出

a. 异物钳插入膀胱镜工作通道；b. 对准并抓持支架尾端；c. 膀胱镜、异物钳与支架一起退出体外

注意：异物钳易损，取支架时有时会出现咬合不紧或脱落的现象，操作前应检查和测试。

注意：如发现异物钳工况不佳，应及时更换，或者临时应用其他器械替代，如取石网篮。

第四章
膀胱镜检查术的术后处置、
并发症及其处理

膀胱镜检查术虽然是泌尿外科入门基础，但操作具有侵入性，硬镜尤甚。在接受膀胱镜检查及镜下操作时，多数患者会出现一定程度的不适；虽然严重并发症的发生率不高，一旦出现可能对患者的身体和心理影响较大，应引起高度关注。

第一节　膀胱镜检查术的术后处置及一般并发症

硬性膀胱镜操作结束后，操作者退镜前会放空膀胱内尿液。然而，即使做到完备的局麻，硬镜操作的刺激在术后引发的尿路不适十分常见，主要表现为尿路刺激症状和血尿，多数患者在 1~2 天内缓解。有时操作带入气体，术后可有短暂气尿。

软性膀胱镜一般在最后退镜时查看尿道，因此膀胱内保有一定量的灌注液，而且并非所有软镜配有负压吸引装置，操作后建议患者即刻排空膀胱。软镜操作刺激性小，患者血尿和尿路刺激症状比硬镜要轻微。

无论是软镜还是硬镜，术后均应嘱咐患者多饮水、多排尿，对减轻症状是有帮助的。如果尿路刺激症状较重，可适当应用止痛剂或 M 受体阻滞剂等药物。在注重无菌操作的原则下，术后不必常规口服抗生素。如果尿路症状持续，甚至加重或出现其他症状，要考虑发生泌尿系感染或其他并发症的可能，应及时探明并给予相关处置。

第二节 膀胱镜检查术的特殊并发症

膀胱镜及镜下操作出现严重并发症较罕见，多与操作者经验不足或患者存在特质有关。以下为一些特殊并发症，一旦出现需要进行相应的积极处理。

一、尿道损伤

1. 尿道穿孔

最常见于硬镜盲入法，镜鞘及闭孔器进入尿道时在耻骨下弯转弯时过早或过晚（图 4-1）。操作时往往有落空感、滑动感消失或推进发涩感，局麻下穿孔时可引起患者剧痛、尿道出血、灌注液体外渗等。此时应立即停止操作，去除闭孔器，放置 0~30° 镜观察并退出穿孔，再沿尿道直视下进入膀胱。如果允许，应适当探明穿孔部位和严重程度。由于镜鞘较粗，一旦发生穿孔应在操作结束后留置导尿。

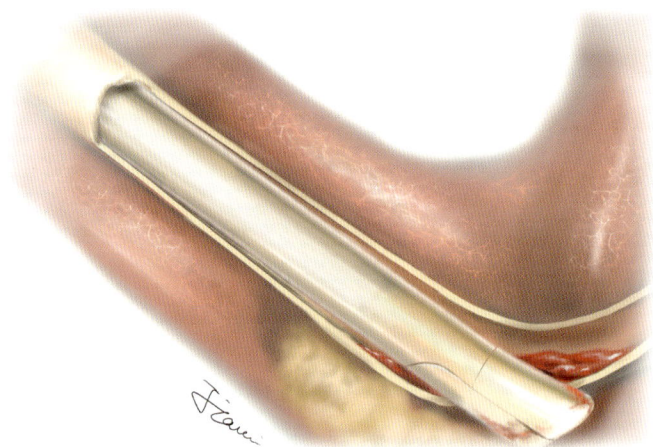

图 4-1 尿道穿孔

注意：发生尿道穿孔时，直接导尿有时难以成功。可膀胱镜直视下进入膀胱，通过工作通道放置导丝。保留导丝并退出膀胱镜，在 Foley 尿管头端剪开一个小孔，将导丝尾端插入尿管管腔，推送尿管进入膀胱。

2. 尿道狭窄

有些尿道对于标准的硬性膀胱镜相对窄小，以尿道探子进行适当扩张或更换细型号膀胱镜可降低对尿道的损伤性。如操作导致尿道损伤严重出现黏膜长段剥脱或穿孔严重（超过管腔 1/3~1/2），有后期发生尿道狭窄可能。在操作时如果发现损伤明显，宜留置导尿管 2~3 周，拔除尿管后行尿道镜检查，并要注意观察排尿情况。

二、膀胱损伤

膀胱过度充盈、患者不配合挪动体位、膀胱本身挛缩或存在其他病变时，膀胱镜操作有导致严重膀胱出血，甚至膀胱穿孔的风险。发生严重血尿应停止操作，留置三腔 Foley 尿管以备膀胱冲洗。极个别病例的严重血尿可出现在膀胱肿瘤活检后，如果膀胱冲洗不能奏效，要考虑经尿道内镜下止血。膀胱穿孔很罕见，如发生则需按照膀胱破裂的原则进行治疗。

三、上尿路损伤

1. 膀胱镜逆行插管或放置支架不当有损伤输尿管开口（图 4-2）、输尿管或肾实质的可能，如输尿管假道、穿孔或穿破肾实质（图 4-3）等。此类损伤多由于输尿管开口角度大或走行异常、插管角度不到位、过度推送或耗材材质不佳等因素引起，应用较优材质的器械材料多数情况下即可避免。此类并发症如及时发现，一般不导致严重后果，在有 X 线帮助下也可有效避免。

2. 另一个较常见的是逆行造影推注造影剂压力过大，一方面可影响造影拍片效果，另一方面会出现尿液逆行外渗，患者可表现有疼痛，严重者造成严重血尿、尿外渗或泌尿系统感染（图 4-4）。因此注药时要掌握注射的入量和速度。

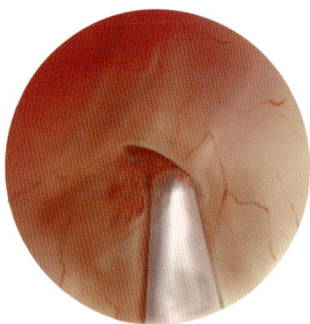

图 4-2 输尿管开口损伤

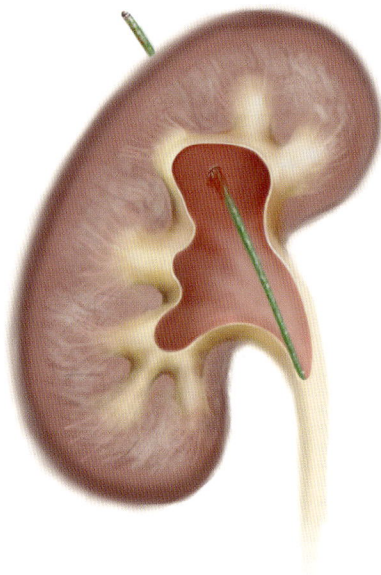

图 4-3 肾实质损伤

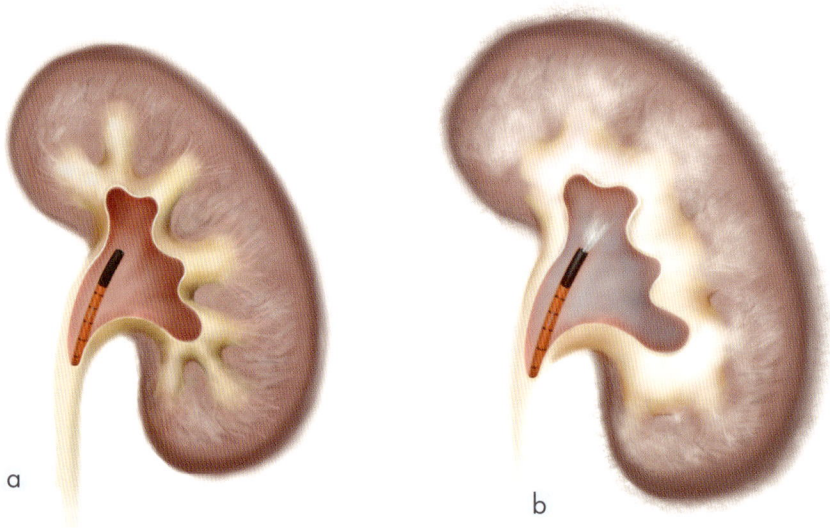

a

b

图 4-4 逆行造影压力过高
a. 置管注药前；b. 注药压力过大，逆向外渗进入肾实质及肾周

四、周围脏器损伤（瘘）

单纯由于膀胱镜操作引起的邻近器官损伤的情况非常罕见，可发生在直肠或女性生殖系统，常出现于盆腔或会阴部有手术史的患者。如果操作后患者出现血便、肛门或阴道排液、持续气尿或尿液性状异常等应引起高度关注。对于有过局部或盆腔手术史或外伤史的病例，进行膀胱尿道镜检查或操作应充分评估后再实施。一旦出现此类并发症，后果多较为严重，并需外科手术修复。

五、严重泌尿系感染

因膀胱镜操作导致全身感染甚至脓毒症的现象虽然罕见，但严重的尿源性脓毒症是临床致命性并发症之一，因此，患者在接受膀胱镜检查后有发热等全身表现应给予足够重视。在给予抗生素的基础上要注意观察，如出现高热、寒战、淡漠等异常表现，则高度怀疑感染中毒的发生，处理原则遵照尿源性脓毒血症的诊疗指南进行及时干预。尽管严重尿路感染发生率低，由于后果严重，积极的预防最为有效，包括患者的合理选择、适应证的正确掌握、术前的充分准备、严格的无菌操作和仔细的术后观察等，这些都是膀胱镜检查术的必要考量。

膀胱镜检查术的总结

膀胱镜检查术是泌尿外科最基础的微创技术，对于探究血尿、诊断膀胱肿瘤及活检、放置输尿管导管和支架等有着独特作用和应用场景，也是其他泌尿内镜高级技术的基础。由于训练手段的限制，从事泌尿专业的医生绝大多数是以患者作为练习对象，通过逐步训练来积累经验，存在出现并发症的风险。国内大多数单位中，膀胱镜检查及操作仍采用常规局麻下的硬性膀胱镜，患者不仅痛苦，探查也存在一定盲区。软性膀胱镜具有检查更全面、痛苦轻微等优势，如果训练得当，有望在临床得到更多的开展。同时，内镜、影像、虚拟等技术不断进步，对于膀胱镜技术安全有效的实施也将起到重要作用。

膀胱镜检查术作为有创的侵入性手段，严格把握适应证和熟练掌握操作技能是成功应用的前提保障。作者通过多年参与泌尿外科微创技能培训，在泌尿腔镜和内镜模拟训练方面积累了大量经验。现阶段膀胱镜检查术的技能培训和提升已具备完备的训练模型和模拟器等多种方式，通过专项训练可以明显缩短医生的学习过程。